Inhaltsverzeichnis

Artikel	Seite
Editorial	5
Krankheit bringt einen näher zu sich selbst	7
Die ansteckenden Kinderkrankheiten	11
Keuchhusten	11
Masern	18
Mumps	25
Röteln	30
Scharlach	33
Windpocken	44
Nosoden bei Kinderkrankheiten	49
Krankheitsverlaufs-Tabelle	50

Vorwort zur 3. Auflage

Sorgen Sie vor!

Wie Sie diesen Ratgeber zu einer ganz persönlichen Mitgift Ihres Kindes werden lassen können!

Dafür ist auf der letzten Seite dieses Büchleins ein Raum für persönliche Notizen freigehalten. Dort können Sie Buch über die Krankheiten Ihres Kindes führen. Vermerken Sie den Zeitpunkt, die Dauer, den Schweregrad, die Behandlung, mögliche Komplikationen und Folgen der Krankheiten, die Ihr Kind durchmacht.

Ihrem Kind können diese Daten später einmal sehr hilfreich bei der Gründung einer eigenen Familie sein. Es weiß auf jeden Fall, gegen welche Krankheiten seine eigenen Kinder besser geschützt sind. Denn jede durchgemachte infektiöse Kinderkrankheit, die zudem auch noch homöopathisch behandelt wurde, stärkt das Immunsystem der Nachfahren gegenüber dieser Krankheit. So läßt sich auch erklären, warum ehemals gefürchtete Kinderkrankheiten, wie z.B. Scharlach oder Keuchhusten bei uns von Generation zu Generation einen leichteren Verlauf einnehmen und heutzutage relativ harmlos verlaufen.

Man hat in homöopathischen Familien beobachten können, daß Kinder der 3. Generation weitaus immun gegen alle Infektionskrankheiten sind und sich außerdem in einem hohen Grad an seelischer, geistiger und körperlicher Gesundheit erfreuen. Zudem kommen in einer Familie häufig dieselben Mittel vor, wodurch die Behandlung in der nächsten Generation vereinfacht wird.

Wir hoffen, daß auch Ihnen unser Ratgeber eine wertvolle Hilfe für Sie und Ihre Kinder sein kann.

Editorial

Mythen und Unwissenheit aus längst vergangenen Zeiten prägen noch immer unser emotionales und intellektuelles Verständnis über Kinderkrankheiten. Sehr weit zurück liegen die Ursprünge unserer tief verwurzelten Ängste. Es gab immer wieder Epochen, die durch Hungersnöte, Kriege und Notzeiten gekennzeichnet waren. Viele Seelen fühlten sich diesen harten Prüfungen nicht mehr gewachsen und starben an Kinderkrankheiten, da sie die Lektionen durch die Kinderkrankheiten nicht lernen konnten. Kinderkrankheiten dienen dazu, das Leben besser zu meistern.

Je mehr die Bereitschaft wächst, eine Lektion zu lernen, desto mehr verlieren die Krankheiten ihre Virulenz.

Jede Kinderkrankheit enthält eine spezifische Lektion. Grundsätzlich macht jede aus eigener Kraft durchgestandene Krankheit das Kind selbstbewußter und mutiger. Sie stärkt das Selbstvertrauen. Wenn eine Krankheit richtig durchgemacht wird, hat der Körper den ganzen Prozeß der Antikörperbildung gut gelernt, so daß er bei der nächsten Krankheit mit viel besseren Voraussetzungen dasteht.

Als Erwachsener hat so ein Mensch nicht mehr diese „krankhafte“ Angst vor Krankheiten, weil sein Wissen auf der eigenen Erfahrung beruht: „Ich schaffe es!“ Es liegt ihm jetzt sprichwörtlich im Blut. Es gilt heute als erwiesen, daß Menschen, die viele Kinderkrankheiten gut überstanden haben, sich grundsätzlich einer stabileren Gesundheit erfreuen als diejenigen, die keine durchgemacht haben bzw. geimpft wurden. Denn bei der Impfung fehlt die eigene Erfahrung. Es ist, als ob man jemanden das Schwimmen lehren würde, indem man ihn einfach ins Meer wirft. Dieser Mensch wird entweder einen Schock bekommen und sterben oder sehr krank werden oder vor Angst eine falsche, kraftraubende Technik lernen. Nur der Stärkste überlebt solche harten Methoden. Wenn aber der Schwimmer (hier der Kranke) von liebevollen Händen getragen wird, dann hat er die Möglichkeit, seine innere Kraft und Stärke zu entdecken und zu entfalten.

Viele Eltern schauen ungern der Tatsache ins Auge, daß kranke Kinder unbequem sein können. Das Impfen nimmt ihnen die Pflicht, für ein krankes Kind sorgen zu müssen, und befreit sie von der „Last“ der Verantwortung.

Mit diesem „Homöopathischen Ratgeber“ wollen wir Eltern und Therapeuten helfen, Kinderkrankheiten richtig zu verstehen und sie befähigen, den Heilungsprozeß mit Hilfe der Homöopathie auf eine Weise zu unterstützen, die es den Kindern erlaubt, ihre Lektion „auf sanften Händen getragen“ zu lernen.

Ihr Ratgeber-Team

Carola Lage-Roy und Ravi Roy

Krankheit bringt einen näher zu sich selbst

Kinderkrankheiten kann man in zwei Kategorien einteilen: ansteckend und nicht ansteckend. Wir möchten in diesem Ratgeber die ansteckenden erörtern: Keuchhusten, Masern, Mumps, Röteln, Windpocken und Scharlach.

Viele dieser Krankheiten haben heute zum größten Teil ihre Gefährlichkeit verloren. Ob ein Kind jedoch leicht oder schwer erkrankt, hängt von seiner Konstitution ab. Jede Kinderkrankheit enthält eine bestimmte Lektion, und ein Krankheitsausbruch bedeutet, daß das Kind notwendigerweise nur über die Krankheit die Lektion lernen kann.

Wenn wir das Kind beim Durchstehen der Krankheit gut unterstützen, findet die entsprechende Entwicklung statt, sonst bleibt das Kind irgendwo stecken, und es kommt zu Komplikationen. Die wichtigsten heilsam wirkenden Kräfte und unterstützenden Faktoren sind Vertrauen, liebevoller Beistand, heilsame Pflege, richtige Ernährung und eine gute homöopathische Behandlung

Ohne das *nötige Vertrauen* werden wir leicht von der materialistischen Denkrichtung beeinflußt und von uns weggeführt.

Liebevoller Beistand verleiht dem Kind die notwendige Sicherheit und Geborgenheit, um schwere Zeiten durchzustehen.

Die *heilsame Versorgung* schafft eine Atmosphäre, die dem Kind Kraft gibt, besser mit der Krankheit fertigzuwerden.

Die *richtige Ernährung* erspart dem Kind unnötige Belastungen bei der Bewältigung dieser schwierigen Aufgabe. In vielen Fällen ist es am besten, so lange zu fasten, bis die Krankheit überwunden ist.

Die richtige *homöopathische Behandlung* wirkt direkt und spezifisch auf die diesem Menschen eigenen Blockaden, so daß sich der Bewußtseinsprozeß voll entfalten kann. Je mehr von allen Seiten unterstützt wird, um so tiefgreifender ist die Heilwirkung. Je isolierter eine Heilmaßnahme eingesetzt wird, desto weniger kann sie, vor allem bei schwierigen Fällen, ausrichten.

Komplikationen

Sie sind von vielen Faktoren abhängig, hier die wichtigsten:

- Die Vitalität entspricht der Körperkraft; sie kann vieles abwenden.
- Die Lebenskraft ist die Kraft, die die Seele zur Verfügung hat. Wenn nicht genügend Selbstheilungskräfte vorhanden sind, können leichter Komplikationen auftreten.

- Die Anzahl und Art der bisherigen unterdrückenden Behandlungen bestimmen, wie viele grundlegende Lektionen wenig oder schlecht gelernt worden sind, und erschwerten diese spezielle Lektion.

- Erst die Bereitschaft, gesund werden zu wollen, setzt einen Impuls. Das gibt die Gewißheit, es auch zu schaffen, seinen Weg überhaupt gehen zu wollen.

- Die bisherige Ernährung bestimmt, ob wichtige Organe, besonders die Ausscheidungsorgane, sehr geschwächt und belastet sind. Die Ernährung während der Krankheit und die homöopathische Behandlung sind die wichtigsten Faktoren beim Abwenden von Komplikationen. Eine unnötige Belastung durch unvernünftige Nahrungszufuhr kann sogar in manchen kritischen Fällen den Unterschied zwischen Leben und Tod ausmachen.

- Die richtige homöopathische Behandlung setzt das Vertrautsein des Behandlers mit allen homöopathischen Prinzipien voraus. Die fachgerechte Anwendung derselben ist aber bei Kindern schlecht möglich, wenn die Eltern dem Behandler kein Vertrauen entgegenbringen können oder wollen. Wenn sich ein Mensch für die Homöopathie öffnet, dann ist das Vertrauen schon vorhanden. Es gibt aber Familien, in denen sich die Eltern in Bezug auf die Homöopathie uneins sind. Solche Konflikte können sich besonders in kritischen Situationen ungünstig auf den Heilungsverlauf auswirken. Homöopathie in ihrer reinsten Form kann vieles ermöglichen. Auch bei sehr ungünstigen Voraussetzungen vermag die Homöopathie manchmal das Unmögliche möglich zu machen. Es hängt aber vom Therapeuten und der Wechselwirkung zwischen ihm und seinem Patienten und, vor allem bei Kindern, seinen Betreuern ab.

- In der Genesungszeit ist zwar die Krankheit schon überwunden, aber der Körper muß sich regenerieren und aufbauen. Belastungen, seien es Nahrungsmittel oder thermische Einflüsse, wie Kälte, Wärme, Wind etc., können böse Folgen haben. Manchmal lassen sich Komplikationen nicht vermeiden, wenn die Eltern und das Kind bisher weder eine homöopathische Behandlung noch die notwendige, homöopathische Erziehung gehabt haben. Es fehlt ihnen vielleicht noch an der genügenden Portion Selbstvertrauen, Mut und Entschlossenheit. Bei den Komplikationen handelt es sich erst einmal um ein akutes bzw. subakutes Geschehen, das sich noch nicht chronisch festgesetzt hat. Folglich ist es noch relativ einfach zu behandeln und zu heilen. Auch bei chronischen Folgen, die jedoch bei einer guten akuten Therapie und der entsprechenden Nachbehandlung in der Homöopathie nicht auftreten, brauchen wir nicht gleich verzweifelt zu sein. Die Homöopathie kann weitaus mehr chronischeKrankheiten heilen, als man sich vorstellen kann.

Was ist zu beachten bei einer akuten Erkrankung?

Beim ersten Zeichen einer Krankheit werden viele unruhig, ungeduldig, sie wollen die Krankheit nicht haben; der Behandler wird angerufen und gedrängt, irgend etwas zu unternehmen. Wenn er dieses Spiel nicht kennt, sich dieser Mechanismen nicht bewußt ist, dann macht er mit, und damit kann die Möglichkeit einer guten homöopathischen Behandlung zerstört werden. Das Spiel nennt man „A shot in the dark“ - „Der Schuß ins Dunkle“.

Ohne festzustellen, in welche Richtung zu zielen ist, wird gehandelt. Noch ungünstiger kann es sein, wenn man in der 1. Entwicklungsphase der Krankheit zu einem Fertigpräparat (Komplexmittel) greift. Wir können gezielt erst dann arbeiten, wenn die Krankheit sich entwickelt hat und ihre Individualität zeigt. **So lange sollten wir warten können.**

Wann können wir mit der Behandlung beginnen?

Das ist einerseits eine Gefühlssache, die aber erlernt werden kann. Wenn wir den Fall nicht einfach beiseite legen und vergessen oder umgekehrt vor Angst nichts anderes mehr im Kopf haben, sondern ihn unserem Selbst übergeben, dann wird uns der richtige Zeitpunkt durch ein sicheres Gefühl angekündigt. Andererseits bedeutet das Vorhandensein von deutlichen Symptomen, auch wenn es nur wenige sind, daß es jetzt so weit ist. Wenn wir die Symptome gründlich erforscht haben und für uns trotzdem noch Unklarheiten bestehen, dann müssen wir warten.

Zum besseren Verständnis wegen des ungewohnten Abwartens bei der Behandlung von akuten Krankheiten sei hier nochmals wiederholt: Die reine Homöopathie, wie Hahnemann sie entwickelt hat, basiert auf kosmischen Prinzipien. Sie ist so ein präziser Schlüssel zu den Selbstheilungskräften des Menschen, daß keine bleibenden Folgen von akuten Krankheiten entstehen können.

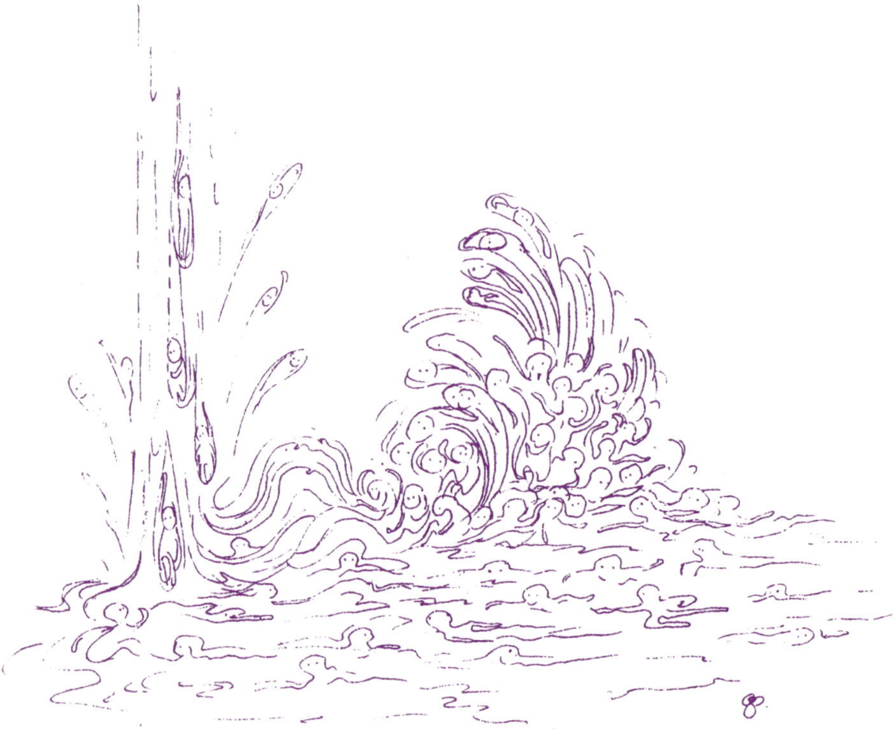

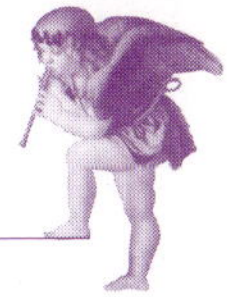

Die ansteckenden Kinderkrankheiten

Keuchhusten

Pertussis

Der Keuchhusten ist eine verhältnismäßig häufig auftretende, ansteckende Kinderkrankheit, die durch einen krampfartigen, anfallsweise auftretenden Husten gekennzeichnet ist.

Geschichtliches

Der Keuchhusten verläuft heutzutage dank der besseren Wohn- und sozialen Verhältnisse im Vergleich zu früher relativ leicht. Vor Einführung der Keuchhustenimpfung erkrankten Erwachsene praktisch nicht an dieser Krankheit. Heutzutage kommt dies jedoch häufiger vor.

Geschützter Personenkreis

- Kinder, und Erwachsene, die den Keuchhusten bereits durchgemacht haben.

Gefährdeter Personenkreis

- Je kleiner der Säugling, desto gefährlicher kann sich die Krankheit auswirken.
- Kinder bis zum 6. Lebensjahr erkranken häufig.
- Erwachsene, die die Krankheit als Kind nicht durchmachten.
- Erwachsene, die als Kind geimpft wurden und die Krankheit nicht durchmachten, da die Impfung nur etwa 5 Jahre wirkt laut Herstellerangaben
- Je älter sie werden, desto gefährdeter sind sie durch schwere Verlaufsformen.

Wann ist Keuchhusten ansteckend?

Der Keuchhusten ist ansteckend, solange die Anfälle auftreten.

Die *Inkubationszeit* beträgt etwa zehn Tage.

Krankheitsverlauf

Anfangs vermutet man aufgrund der Symptome eine normale Erkältung mit Husten. Der beschwerliche Husten wird dann nach einigen Tagen spastisch, jedoch fehlt in der ersten Phase (10 - 12 Tage) meistens noch das typische Keuchen.

Der charakteristische Keuchhustenanfall kündigt sich meist mit Angstgefühlen und Schmerzen in der Brust an und dauert etwa 2-3 Minuten. Der Hustendrang wird durch die Verkrampfung der Kehle sehr stark, und das Kind beugt sich nach vorne, wobei das Festhalten an Gegenständen oder Personen den Anfall erleichtert. Die Hustenstöße folgen, unterbrochen durch zwischenzeitliches keuchendes Einatmen, schnell aufeinander. Durch die stockende Atmung werden das Gesicht, der Hals und die Lippen dunkelblau bzw. rot, die Augen füllen sich mit Tränen, und es kann Schleim und Blut aus der Nase austreten. Oft sind die Anfälle auch von Erbrechen begleitet. Nach dem Anfall folgen meist, nach einer kleinen Pause, noch ein bis zwei schwächere, so daß ein Hustenanfall eigentlich aus mehreren aufeinanderfolgenden besteht.
Nun tritt vollständige Ruhe ein, kleinere Kinder liegen in höchster Erschöpfung da, ältere dagegen setzen fast unmittelbar ihre Beschäftigung fort, als wenn nichts vorgefallen wäre.
In der Nacht fahren die Kinder in die Höhe, machen ihren Anfall durch und schlafen sofort wieder ein, ohne durch die häufige Unterbrechung des Schlafes wesentlich beeinträchtigt zu werden. Allerdings kann der Keuchhusten für die Eltern von Kleinkindern sehr anstrengend werden, da sie das Kind immer wieder hochnehmen müssen, damit es besser husten kann. Bei schweren Fällen kann es zu unwillkürlichen Darm- und Blasenentleerungen kommen, auch Blutungen aus dem Mund und der Nase können auftreten.
Bei Keuchhusten können auch Emotionen, besonders Ärger, einen Anfall provozieren. Diese emotionsbedingten Anfälle können manchmal noch monatelang nach der eigentlichen Erkrankung anhalten.

Komplikationen

Die häufigste Komplikation ist die Bronchitis, seltener eine Lungenentzündung. Eine ernsthafte Komplikation kann auch das Erbrechen dar-

stellen, wodurch das Kind stark erschöpft wird und sehr abmagert. Oft setzt auch Durchfall ein.
Bei jungen Säuglingen kann es zu einer Erweiterung der Lungenbläschen (Emphysem) und zum Ersticken kommen. Ferner kann durch den Keuchhusten eine Tuberkulose reaktiviert werden oder als Folge in den nächsten Jahren auftreten.
Außer dem Nasenbluten gibt es manchmal Blutungen aus den Ohren. Gefährlich wird es, wenn ein Blutgefäß im Gehirn platzt. Dadurch kommt es zu heftigen Gehirnsymptomen, wie Krampfanfällen, halbseitiger Lähmung, Blindheit, Taubheit oder totalem Stimmverlust. Diese Folgen treten glücklicherweise heute kaum noch auf, da der Keuchhusten wesentlich leichter verläuft als früher.
Die **Keuchhustenimpfung** ist deswegen so umstritten, weil genau diese Krankheitsbilder durch die Impfung ausgelöst werden können.
Bei Keuchhusten kommt es häufiger vor, daß sich eine andere Infektionskrankheit dazugesellt oder folgt, wie z. B. Masern, Scharlach oder Windpocken. Natürlich ist dann das gesamte Krankheitsbild des Keuchhustens mit seinen Komplikationen wesentlich heftiger. Besonders bedrohlich wird es bei Masern, da sich der Masernausschlag auf die Schleimhäute verlagern kann.

Allgemeine Maßnahmen

In erster Linie ist es wichtig, auf Sauberkeit und Hygiene zu achten. Erziehen Sie Ihr Kind dazu, daß es möglichst immer Taschentücher benutzt oder sich die Hand vor den Mund hält, wenn es hustet. Diese Taschentücher sollten möglichst schnell in die Mülltonne geworfen werden.

In der ersten Zeit des katarrhalischen Stadiums wird der trockene, häufige Husten am besten durch Bettruhe, warme oder kalte Getränke sowie durch Einatmung von Wasserdämpfen erleichtert. Sorgen Sie dafür, daß sich Ihr Kind genügend im Freien aufhält und daß die Atmosphäre zu Hause ruhig und harmonisch ist. Manchmal kann auch bei einem Hustenanfall Ablenkung kleine Wunder vollbringen. Hochgebirgsluft wirkt sich sehr heilsam bei Keuchhusten aus. Durch

Druckkammern, die in manchen Kliniken vorhanden sind, kann ein eben solches Resultat erzielt werden.
Im Ganzen gesehen erfordert das Begleiten eines Kindes durch den Keuchhusten viel Besonnenheit und Geduld seitens der Eltern und des Behandlers.

Die Ernährung

Bei der Ernährung ist darauf zu achten, daß alles, was einen Hustenanfall auslösen kann, vermieden wird, vor allem Brot, Zwieback, Kuchen, Müsli und Zwiebackbrei. Besser verträglich sind Breie aus ganz fein gemahlenem Mehl.
Grundsätzlich sind die frischen Obst- und Gemüsesäfte den abgekochten Säften vorzuziehen, da sie wichtige Vitamine und Vitalstoffe enthalten. Die fertigen Säfte machen das Blut sauer, die frisch gepreßten machen es basisch.
Natürlich ist es bei allen Infektionskrankheiten wichtig, das Kind niemals zum Essen zu zwingen. Aber beim Keuchhusten ist besonders Wert darauf zu legen, da durch den Widerstand und Ärger des Kindes schlimme Hustenanfälle ausgelöst werden können.

Behandlung

Belladonna *(Bell.)*
ist in den ersten 3 Wochen sehr hilfreich. Wenn die anfallartige Form ausgeprägt ist und die Plötzlichkeit vorhanden ist, bringt Belladonna große Linderung und verkürzt den Verlauf. Der Krampf bei Belladonna ist das Auffallendste. Der Hals geht zu, das Blut schießt ins Gesicht; das Kind läuft blau an, greift sich an den Hals und hält die Mutter vor Angst fest.

Drosera *(Dros.)*
kommt seltener in Frage, als allgemein angenommen wird. Der Husten klingt heiser mit langer, keuchender Einatmung. Der tiefen Einatmung folgen starke Anfälle mit ausgeprägter Erstickungsnot. Der Husten

verschlimmert sich nach Mitternacht; bei fortschreitender Krankheit, sobald das Kind sich hinlegt und der Kopf das Kissen berührt. Die Anfälle folgen sehr schnell aufeinander. Bellender Husten, später ein sehr schwieriger Auswurf, wodurch es zu Würgen und Erbrechen kommt. Der äußerst heftige Husten tut dem Kind im Bauch weh, so daß es sich das Zwerchfell hält. Der Auswurf ist fadenziehend, eiweißartig, gelblich. Die Anfälle werden durch Lachen, Spielen, Anstrengung ausgelöst.

Corallium rubrum *(Cor-r.)*
zählt auch zu den häufig routinemäßig verabreichten Keuchhustenmitteln. Typisch für dieses Mittel ist das erstickende Gefühl vor dem Anfall; eine starke neurotische Komponente ist vorhanden. Das Kind schnappt buchstäblich nach Luft und wird purpurblau im Gesicht, bevor das Bellen anfängt. Die kurzen Anfälle folgen einander sehr schnell. Es hört sich an wie eine Maschinenpistole: ein kurzer, hackender Husten.

Mephites *(Meph.)*
hat einen krampfartigen Husten. Er ist kruppös, trocken, explosiv und zusammenschnürend. Die keuchende Einatmung am Ende ist ausgeprägt. Katarrhalische Symptome sind kaum vorhanden. Die Anfälle sind so heftig, daß jedesmal alle Anwesenden um das Leben des Patienten fürchten. Das Kind muß aufgesetzt werden, es wird ganz blau und kann nicht ausatmen. Deshalb ist dieses Mittel wichtig bei Keuchhustenfällen, die in die Asthmarichtung gehen. Das Kind verschluckt sich grundsätzlich am Essen, und es kommt nach dem Essen zum Erbrechen durch die Anfälle. Die Anfälle sind nachts häufiger, am Tag weniger. Sie werden auch durch Reden ausgelöst.

Naphthalin *(Naph.)*
kommt in Frage, wenn die Anfälle außergewöhnlich lang und häufig sind. Das Kind kann gar nicht atmen. Bei Fällen, wo Mephites scheinbar angezeigt ist, aber nicht hilft.

Ipecacuanha *(Ip.)*
ist ein wichtiges Mittel, wenn Erbrechen im Vordergrund steht. Es ist ein würgender, erstickender Husten. Die Anfälle folgen schnell hintereinan-

der, begleitet von reichlichem, zähem, eiweißartigem Schleim, der Erbrechen auslöst. Das Kind erschlafft während des Anfalls oder erst danach, es wird leichenblau, und kühler Schweiß bedeckt es.

Cuprum metallicum *(Cupr.)*
ist angezeigt, wenn Krämpfe auftreten. Die Anfälle sind langanhaltend, bis das Kind erschöpft ist. Es läuft blau an, und es kommt zu Krämpfen, besonders der Beugemuskeln. Andere Symptome sind die Nervosität des Kindes, der unruhige Schlaf und plötzliche Anfälle, die fast immer in Konvulsionen enden. Die Krämpfe können sogar gefährlich werden. Konvulsives Erbrechen.

Zincum metallicum *(Zinc.)*
ist durch Krämpfe gekennzeichnet. Während der Anfälle hält das kranke Kind irgend etwas mit all seiner Kraft fest, um sich zu kontrollieren. Sehr große Unruhe besteht, besonders der Füße. Unwillkürliches Wasserlassen und Stuhlgang.

Coccus cacti *(Coc-c.)*
wacht mit dem Hustenanfall auf. Der Anfall kommt, sobald die Augen aufgehen; er endet mit Erbrechen, wobei lange Fäden von klarem Schleim vom Mund zum Boden hängen. Wärme wird schlecht vertragen, z. B. Warmwerden im Bett oder warme Getränke. Nachts, bevor das Kind ins Bett geht, und speziell gegen 23.30 Uhr geht es ihm schlecht. Erleichterung bringt das Trinken von kaltem Wasser sowie alleine schon das Ausspülen des Mundes mit kaltem Wasser.

Arnica *(Arn.)*
hat so heftige Anfälle, daß Blutergüsse und Blutungen auftreten. Nach den Anfällen weint das Kind bitterlich, sie schütteln es und tun ihm sehr weh. Der ganze Körper fühlt sich wie geschlagen an. Das Kind muß sich irgendwo festhalten, sonst wirft es sich hin und preßt seinen Kopf auf den Boden.

Antimonium tartaricum *(Ant-t.)*
ist bestens geeignet, wenn sich der Husten sehr locker anhört, aber kein oder kaum Auswurf vorhanden ist. Es rasselt sehr viel, der einzige Schleim kommt beim Erbrechen. Der Husten wird durch Ärger und heftige emotionale Äußerungen verschlimmert.

Pertussinum *(Pert.)*
Die Keuchhustennosode ist besonders angezeigt, wenn die Anfälle sehr nachlassen, aber nicht ganz weggehen und sich in die Länge ziehen. Die routinemäßige Anwendung von Pertussinum ist nicht homöopathisch, außer bei Säuglingen. Hier ist dieses Mittel jedoch entweder das Similimum oder das Simile, welches die Gefahr abwendet. Bei Säuglingen sind meist keine eindeutigen Symptome für ein bestimmtes Mittel vorhanden, was an sich ein Hinweis für die Nosode ist. Trotzdem soll man etwas abwarten, ob sich eventuell eine deutliche Richtung entwikkelt.

Andere Mittel
Ferner kann eine ganze Reihe von anderen Mitteln in Frage kommen, darunter viele, die auf konstitutioneller Basis verschrieben werden, wie Sulfur, Calcium, Lycopodium, Phosphor.

Masern

Morbilli

Diese Viruserkrankung gehört zu den klassischen Kinderkrankheiten. Sie ist gekennzeichnet durch zwei Phasen:
1. ein Vorstadium mit Symptomen einer fieberhaften Erkältung
2. das Hauptstadium mit großfleckigem Hautausschlag.

Geschichtliches

Masern verlaufen gewöhnlich sehr milde. Aber früher grassierten sie manchmal mit solcher Heftigkeit, daß sie auch tödlich endeten. Aus diesem Grund nannten sie die Alten „Morbilli“ was soviel heißt wie „kleine Pest“. Schon Mitte des 19. Jahrhunderts schrieb der französische Homöopath Dr. Alfonse Teste, daß durch die Entdeckung der Homöopathie die Gefährlichkeit der schlimmen Masernepidemien auf ein Zehntel reduziert wurde. Heute kann man die Masern vergleichsweise als harmlos bezeichnen, aber die Gefahr von Komplikationen ist auch nicht zu unterschätzen.

Geschützter Personenkreis

- Säuglinge bis zum 6. Lebensmonat, deren Mütter die Masern durchgemacht haben.
- Säuglinge, solange sie gestillt werden, wenn die Mütter als Kind Masern hatten.
- Kleinkinder bis zum 1. Lebensjahr von Müttern mit Antikörpern gegen Masern erkranken nur leicht und kurz an Masern.
- Alle Menschen, die die Masern bereits durchgemacht haben.

Gefährdeter Personenkreis

- Achtung: Säuglinge, deren Mütter gegen Masern geimpft wurden, sind sehr anfällig, da sie keine Widerstandskräfte gegen Masern besitzen. Je kleiner diese Kinder sind, um so weniger gut ist ihr Immunsystem und um so gefährlicher können die Masern verlaufen.
- Kinder in schulpflichtigem Alter in den kalten Monaten.

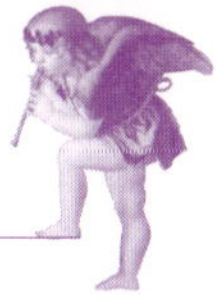

- Erwachsene, die in der Kindheit gegen Masern geimpft wurden, da die Impfung lt. Hersteller nur maximal zehn Jahre Schutz gewährt. Bei Erwachsenen verlaufen alle Kinderkrankheiten in der Regel schwerer als bei Kindern.

Wann sind Masern ansteckend?
Die Masern sind bereits ab dem 8. Tag der Infektion ansteckend, wenn noch keine Krankheitssymptome aufgetreten sind. Mit der Heftigkeit der Symptome nimmt die Ansteckungsgefahr zu und klingt bis zum vierten Tag des Ausschlags wieder ab. Selten kommt es danach noch zu Infektionen. Homöopathisch behandelte Masern bei Kindern sind dann in der Regel nicht mehr ansteckend.

Die *Inkubationszeit* beträgt 8-14 Tage.

Die *Dauer der Erkrankung* beträgt meist 10 Tage.

Der Krankheitsverlauf
Die Krankheit verläuft in drei Phasen.

1. Das katarrhalische Stadium (10.-13. Tag) sieht wie eine Erkältung mit Bindehautentzündung und Lichtempfindlichkeit aus. Selten kommt es zum Erbrechen. Die Zunge ist belegt und feucht, Durst ist vorhanden, der Appetit ist weg. Am 2. Tag steigt die Temperatur.

2. Der Ausschlag (14.-18. Tag)
Als erstes kann man die Masern an den sogenannten Koplikschen Flekken, weißen Flecken auf der Wangenschleimhaut, erkennen sowie an den erhabenen hell- oder tiefroten „Grießkörnchen" auf der Stirn des erkrankten Kindes. In dieser Phase kommt es zu einem kurzfristigen Fieberabfall von wenigen Stunden. Wenn der Ausschlag (Exanthem) etwa 12-14 Stunden später auf der Haut erscheint, steigt auch das Fieber wieder an, und die Koplikschen Flecken blassen ab. Der Ausschlag beginnt hinter den Ohren und im Gesicht. In den nächsten zwei Tagen breitet er sich über die Arme und die Brust nach unten aus, wobei er zunehmend milder verläuft. Wenn der Ausschlag an den Beinen ange-

langt ist, ist der Höhepunkt erreicht, das Fieber sinkt, und der Ausschlag verschwindet wieder von oben nach unten.
Die Masernflecken sind abgegrenzt und doch durch eine allgemeine Hautrötung miteinander verbunden. Das typische Maserngesicht sieht verheult und verquollen aus. Während der zwei Tage dauernden Blüte des Ausschlags erreicht auch das Fieber seinen Höhepunkt.

3. Die Genesungsphase

Anschließend schuppt sich der Ausschlag ab, und der ganze Körper ist wie mit einer kleieförmigen Abschilferung bedeckt. Dabei sinkt das Fieber schnell, manchmal kann der Fieberabfall dramatisch sein. Das ist die eigentliche gefährliche Phase, außer wenn der Hautausschlag nicht richtig herauskommt bzw. unterdrückt wurde. Komplikationen, wie Mittelohrentzündung bis hin zur Taubheit, chronische Entzündung der Augenlider mit drohender Erblindung, können auftreten. Noch Wochen nach angeblich gut durchgestandenen Masern kann es zur Gehirnhautentzündung kommen. Durch die Impfung können all diese Komplikationen ausgelöst werden, und sie können durch den Zusammenbruch des Immunsystems, im Gegensatz zu normal durchgemachten Masern, dauerhafte Schädigungen hinterlassen.
Die Genesung ist bei milden Fällen kurz, das Kind kann bald wieder alles machen. In schweren Fällen soll es das Haus erst verlassen, wenn es wieder richtig gesund ist.

Weitere Komplikationen

Bronchitis, Lungenentzündung, Kehlkopf-, Hals- und Bindehautentzündung, Gehirnkongestion, Gastritis, Durchfall, Ohrenfluß, in sehr seltenen Fällen kommt es zu Lähmungen und Nierenbeschwerden.

Prognose

Bei milderen Fällen sehr gut. Bei Komplikationen gewährleistet eine sorgfältige homöopathische Behandlung immer noch eine gute Prognose. Schwarze Masern sind zu fürchten, aber kein Fall kann von vornherein als hoffnungslos abgestempelt werden.

Differentialdiagnose und typische Zeichen

- Kopliksche Flecken
- Ausschlag beginnt hinter den Ohren und im Gesicht (bei Scharlach auf Nacken und Brust).
- Ausschlag um den Mund (bei Scharlach blaß).
- Die Rötelnflecken verlaufen nicht ineinander.

Allgemeine Maßnahmen

Das masernkranke Kind braucht Ruhe und keine Unterhaltung wie Fernsehen oder Cassettenhören, ferner ein abgedunkeltes, kühles, gut gelüftetes Zimmer ohne Zugluft. Das Zimmer sollte öfter kurz gelüftet werden, wobei das Kind gut zugedeckt sein muß, sonst können Komplikationen der Atmungsorgane auftreten, oder der Ausschlag kann verschwinden. Bei einer akuten Krankheit sind die Bedürfnisse des kranken Kindes nach bestimmten Nahrungsmitteln in der Regel stark ausgeprägt. Normalerweise verschwindet der Appetit bei hohem Fieber, und Fasten fördert den Entgiftungsprozeß. Es gibt allerdings auch Kranke, die trotz Fieber einen gesunden Appetit entwickeln. Dieses Verhalten sollte nicht als normal, sondern als ein Symptom bewertet werden. Gestillte Säuglinge sollten unbedingt weiter gestillt werden. Es ist nicht ratsam, während einer akuten Krankheit mit dem Abstillen zu beginnen.

Kühles Wasser wird bei Fieber meistens besser vertragen als warme Getränke, die eher bei einem geschwächten Magen guttun. Vitamin-A-reiche Nahrungsmittel (Karotten, Paprika, Spirulina etc.) sollen helfen, die Komplikationen von Masern zu verringern.

Es ist nicht ratsam, den Körper zu irgendwelchen Tätigkeiten künstlich zu zwingen. Die Natur beendet oft eine Krankheit mit reichlichem Schweiß. Wenn wir jedoch die Natur passiv nachahmen, ist das keine Unterstützung. Echte Hilfe besteht in der Erfüllung der Bedürfnisse des Kranken. Das ist die Sprache der Seele!

Das Verfahren, den Masernerkrankten mit übertrieben großen Mengen heißer Getränke oder heißem Zitronensaft zum Schwitzen zu bringen, um den Ausschlag nach außen zu bringen, birgt große Gefahren in sich, z. B. Lungenkomplikationen. Es können hartnäckige Durchfälle eintreten, die die weitere Behandlung sehr erschweren. Meistens ist eher Verlangen nach kaltem Wasser vorhanden, außer bei Magenbeteiligung.

Ein heißes Bad oder heiße Brustwickel eignen sich dagegen gut, um den Ausschlag nach außen zu treiben.

Behandlung

Aconit *(Acon.)*
ist heutzutage wegen des allgemeinen milderen Masernverlaufs nicht so oft angezeigt, aber wenn der Beginn sehr heftig ist, wird Aconit den Verlauf normal mildern und den Ausschlag voll herausbringen. Aus denselben Gründen ist Belladonna ebenfalls heute nur noch selten angezeigt.

Euphrasia *(Euphr.)*
paßt häufig für das katarrhalische Stadium mit den strömenden Tränen und roten, geschwollenen Augen. Die Tränen ätzen die Wangen mit roten Striemen. Nasensekret fließt auch reichlich, aber nicht ätzend, und bald fängt es an, im Hals zu kratzen mit viel Krächzen und Husten. Der Husten beruhigt sich zum größten Teil nachts. Ein klopfender Kopfschmerz ist vor dem Ausschlag vorhanden, als ob der Kopf bersten würde. In dieser Phase wird Euphrasia das Erscheinen des Ausschlages sehr beschleunigen und die Kopfschmerzen lindern. Die Kopfschmerzen verschwinden bei Euphrasia mit dem Erscheinen des Exanthems.

Bryonia *(Bry.)*
Hierfür spricht wie immer der verzögerte Verlauf und die langsame Entwicklung des Exanthems. Der Husten ist trocken und schmerzhaft, es sticht in der Brust. Der Körper tut weh, aber ruhiges Liegen, besonders auf der schmerzhaften Seite, lindert alles. Dies ist das erste Mittel, an das zu denken ist, wenn der Ausschlag sich nicht richtig entwickelt und die Brust und Hirnsymptome sich verstärken. Die Schleimhäute sind ausgetrocknet, es besteht großer Durst und Verstopfung.

Gelsemium *(Gels.)*
ist in der Ausschlagphase wichtig, wenn Frieren und Hitze sich abwechseln. Kalte Schauer laufen den Rücken hoch und runter. Viel Niesen,

ätzende Absonderung von der Nase und vom Hals. Gelsemium ist auch angezeigt, wenn das Exanthem nicht entwickelt ist. Dadurch entstehen lähmende Schmerzen an der Gehirnbasis im Hinterkopf, hohes Fieber, dumpfes, dummes Aussehen und Durstlosgkeit.

Dulcamara *(Dulc.)*
An Dulcamara denkt man, wenn die Schleimhäute nur wenig entzündet sind, die gewöhnlichen katarrhalischen Symptome fehlen oder sehr schwach sind und dafür die Glieder sehr weh tun mit großer Ruhelosigkeit. Dulcamara ist im Auge zu behalten, wenn kaltfeuchtes Wetter herrscht oder plötzlich eintritt, wobei der Ausschlag zurückgeht.

Pulsatilla *(Puls.)*
ist auch bei einigen Folgen und Komplikationen angezeigt: Juckreiz, Ohrenschmerzen, Augenentzündung mit eitriger Absonderung und verklebten Augen sowie Lungenentzündung.

Kalium bichromicum *(Kali-bi.)*
Es ist im späteren Stadium angezeigt. Es ähnelt Pulsatilla bei der Augenentzündung, ist aber viel schlimmer. Es bilden sich Bläschen, Pusteln und Geschwüre an der Hornhaut. Aus der Nase kommt der typische zähe, dicke, gelbe Schleim, der sehr wundmachend ist. Die Absonderung aus den Augen dagegen ist mild. Bei Kalium bichromicum kann sich der Infekt auch auf das Ohr ausdehnen. Von den geschwollenen und verhärteten Hals und Nackendrüsen schießen Schmerzen ins Ohr, später kommt reichlich Absonderung aus den Ohren. Kalium bichromicum ist auch sehr wichtig bei Kehlkopfentzündung mit einem heißeren, trockenen, kruppösen Husten. Erst nach einigen Tagen bildet sich ein spärlicher, zäher, gelber Schleim im Hals, der sehr schwer zu lösen ist.

Sulfur *(Sulf.)*
hat Schmerzen, Schwellung und Brennen im Hals. Husten schlimmer abends beim Hinlegen. Stiche in der Brust, die sich zum Rücken unter die Schulterblätter erstrecken. Atemnot mit Hitzegefühl durch die geringste

Anstrengung, z. B. wenn man sich im Bett umdreht. Der Appetit ist immer schlecht bei Sulfur, meist Durst auf warme Getränke.

Morbillinum

Die Masernnosode kann bei Durchfall behilflich sein sowie bei Atemnot und anderen Lungensymptomen.

Bei starkem Juckreiz

Pulsatilla und Sulfur sind sehr wichtig.

Cantharis, wenn das Brennen im Vordergrund steht (s. a. Windpocken);

Urtika urens, wenn es Brennesseln ähnelt;

Formicum acidum, wenn wirklich das Gefühl besteht, als ob einen Millionen von Ameisen quälen.

Mumps

Ziegenpeter, Wochentölpel, Parotitis epidemica

Mumps ist eine durch ein Virus hervorgerufene Kinderkrankheit, die durch eine Schwellung der Ohrspeicheldrüse charakterisiert ist.

Geschichtliches

Diese Kinderkrankheit war schon lange vor Christi Geburt bekannt und wurde zuerst von Hippokrates beschrieben.

Geschützter Personenkreis

- Nicht gestillte Säuglinge sind bei mütterlicher Immunität bis zum 6. Lebensmonat geschützt.
- Voll gestillte Säuglinge von Müttern mit einer natürlich erworbenen Immunität sind ebenfalls immun.
- Alte Menschen erkranken nicht an Mumps.
- Mumps hinterläßt lebenslange Immunität.
- Ab dem 15. Lebensjahr sind 90 % der Bevölkerung gegen Mumps immun, wobei 50-60% der Fälle symptomlos verlaufen.

Gefährdeter Personenkreis

- Vor allem Säuglinge, deren Mütter geimpft wurden und die über die Plazenta und die Milch keine natürlichen Abwehrstoffe erhalten können.
- Säuglinge, die sich gleich nach der Geburt anstecken, erkranken schwerer.
- Jungen erkranken fast doppelt so häufig wie Mädchen, am häufigsten zwischen dem 8. und 15. Lebensjahr.
- Auch Erwachsene können daran erkranken, vor allem Männer, die in der Kindheit gegen Mumps geimpft wurden, da der Impfstoff maximal zehn Jahre wirkt, manchmal auch gar nicht.

Häufigkeit des Auftretens

Die Ansteckungsfähigkeit ist nicht mehr groß. Die Krankheit tritt besonders im Frühling und heute nur noch vereinzelt in leichter Form auf, nicht epidemisch.

Wann ist Mumps ansteckend?
Das Virus wird im Speichel 4-7 Tage nach Krankheitsbeginn ausgeschieden, im Urin noch länger als 2 Wochen. Die größte Ansteckungsgefahr besteht 1-2 Tage vor und während des Höhepunktes der Krankheit.

Die *Inkubationszeit* beträgt 2-3 Wochen.

Krankheitsverlauf
Daß die Krankheit heute so selten auftritt, liegt zum Teil auch an dem symptomlosen Verlauf bei mehr als der Hälfte der Kinder. Bei den restlichen Infizierten zeigt sich ein allgemeines Krankheitsgefühl mit Fieber, Schwäche, gestörter Magen-Darm-Funktion (Appetitlosigkeit, belegter Zunge, schlechtem Mundgeruch), Ohren- und Kopfschmerzen.

Ein bis zwei Tage nach Einsetzen des Fiebers, das auch ganz fehlen kann, schwillt eine Ohrspeicheldrüse an, und zwar häufiger die linke. Durch die starke Schwellung vor und unter dem Ohr wird das Ohrläppchen nach oben gedrängt. Ein Ödem kann die Schwellung noch über den Bereich der Drüsen vergrößern. Die Haut ist teigig, aber kaum gerötet. Kauen, Schlucken und Sprechen sind schmerzhaft, da dadurch die Speichelabsonderung angeregt wird. Manchmal tut schon das Öffnen des Mundes weh. Einschießende Schmerzen im Nacken- und Kieferbereich stellen sich ein, manchmal mit unangenehmer Nackensteifigkeit und Schwellung der Nackendrüsen.

Das Kind legt den Kopf auf die kranke Seite, um eine Schmerzlinderung durch Entspannung zu erzielen. So machen die Kinder einen komisch veränderten Eindruck, welche der Krankheit die verschiedenen Namen gegeben hat. Der Höhepunkt der Schwellung und Spannung wird gewöhnlich am vierten Tag überschritten. Danach fällt die Temperatur bis zum 6. oder 8. Tag schnell ab. Es kann nun die andere Seite befallen werden, und der ganze Prozeß kann sich mit erneutem Fieberanstieg wiederholen. Die zweite Schwellung dauert nicht so lange, ist aber ebenso stark. Kinder, deren beide Drüsen gleichzeitig betroffen sind, haben höheres Fieber sowie stärker ausgeprägte Schmerzen und Schwellungen. Durch die belustigende Gesichtsveränderung bekommt der

Mumps eine eher erheiternde als gefährliche Note. Und doch hat der Mumps auch seine Tücken.

Komplikationen

Das Virus kann auch Entzündungen an den Hoden, Eierstöcken oder an der Bauchspeicheldrüse hervorrufen. Die Entzündung des Hodens (Orchitis) tritt plötzlich ein, etwa um den siebten Tag auf dem Höhepunkt der Krankheit, und zwar besonders bei Erwachsenen, weniger bei Kindern (wenn, dann eher nach der Pubertät). Die Entzündung ist mit einem erneuten Fieberanstieg verbunden, häufig sogar unter Schüttelfrost, der Hoden schwillt an, und die Skrotalhaut ist gerötet. Daraus kann sich eine Hydrozele (Wasserbruch, Flüssigkeitsansammlung in der Scheidenhaut des Hodens) oder eitrige Hodenentzündung entwickeln.
Nach ein paar Tagen bildet sich die recht schmerzhafte Entzündung zurück. Glücklicherweise tritt die Entzündung meist nur einseitig (häufiger rechts) auf, denn sie bewirkt in mehr als der Hälfte der Fälle eine Atrophie des Hodens, die bei doppelseitiger Erkrankung zu Sterilität führen kann. Die Wahrscheinlichkeit, daß Mumps bei Jungen zu Unfruchtbarkeit führt, ist allerdings äußerst gering und auch noch nicht wissenschaftlich nachgewiesen. Früher wurde dies häufig als Argument benutzt, um die Mumpsimpfung bei Kindern durchzuführen. Doch nach der neuesten Lehrmeinung spielt die Hodenentzündung durch Mumps keine wesentliche Rolle bei Unfruchtbarkeit des Mannes.

Die Schutzdauer der Impfung hält nur 15-30 Jahre an, das heißt, wenn die Jungen in das zeugungsfähige Alter kommen, läßt der Schutz gegen Mumps nach. Die Impfung ist daher im Kindesalter völlig überflüssig, denn bei Männern tritt eine Hodenentzündung viel häufiger als bei Jungen auf. Sie ist sehr schmerzhaft und häufig einseitig.

Sehr viel seltener ist die entsprechende Entzündung und Druckempfindlichkeit des Ovars bei der Frau. Kleine Mädchen sind davon so gut wie nicht betroffen. Je näher die Pubertät rückt, desto eher können Komplikationen auftreten.
Gelegentlich reagiert die Bauchspeicheldrüse mit, da sie dasselbe Verdauungsenzym (Amylase) absondert wie die Ohrspeicheldrüse. Dies ist mit Schmerzen im linken Oberbauch und Durchfällen verbunden. In

manchen Fällen sind die Schmerzen so stark, daß der Kranke reflexartig erbricht. Sehr selten ist eine Entzündung der Schilddrüse, der Tränendrüsen, der Brustdrüsen oder der Schamlippen.
Eine weitere Komplikation kann die Entzündung der Gehirnhäute (Meningoenzephalitis) sein. Sie tritt meist um den 9. Tag auf, gelegentlich aber auch 1 Woche vor bis 4 Wochen nach der Parotitis und äußert sich durch Kopfschmerzen und Nackensteifigkeit. Diese Meningoenzephalitis hinterläßt in der Regel keine Folgen. Sie betrifft Jungen mehr als Mädchen. In seltenen Fällen kann sie zu einer ein- oder doppelseitigen Störung des Gleichgewichtssinnes oder zur Taubheit führen.
In schweren Fällen kann es zum Abszeß der Halswirbelsäule kommen und manchmal zur Lähmung der unteren Glieder. All diese Komplikationen sind homöopathisch heilbar. Zu Todesfällen kam es auch früher schon extrem selten.

Differentialdiagnose

Ein sicheres Zeichen für Mumps ist die deutliche Schwellung der Ohrspeicheldrüse. Es gibt jedoch auch die bakterielle Parotitis, die bei Infektionskrankheiten aller Art oder bei Abmagerung vorkommt. Im Gegensatz zur viralen Parotitis ist die Haut hier stark gerötet. Die Ohrspeicheldrüsen neigen bei Leukämien, toxischer Diphtherie und infektiöser Mononukleose zur Vereiterung, welche aber nur einseitig auftritt. Diese Schwellung kann auch durch Tumoren oder Sekretstauungen bedingt sein. In besonderen Fällen kann man die Diagnose durch Virusnachweis in Speichel, Blut oder Liquor sichern (Serumamylase erhöht).

Allgemeine Maßnahmen

Kühle Umschläge mit Borwasser, heiße Kartoffelumschläge und Einfetten der geschwollenen Ohrspeicheldrüse mit Öl oder Borsalbe lindern eventuelle Spannungen. Chemotherapeutika und Antibiotika sind hier wertlos, da es sich um eine Viruserkrankung handelt. Bei Fieber ist strenge Bettruhe angesagt, vor allem für Jungen. Wegen der Gefahr der Orchitis sollten sie mindestens acht Tage lang das Bett hüten. Bei einer Hodenentzündung wird der Hoden hochgelagert und durch Borwasserumschläge gekühlt.

Behandlung

Bei der Behandlung von Mumps steht als erstes die Linderung der Schmerzen und Spannungen im Vordergrund. Ferner kann man mit der Homöopathie den Komplikationen vorbeugen oder diese heilen. Bei sehr starken Schmerzen ist es oft nicht möglich, ein Mittel für beide Zwecke zu finden. Dieses Problem finden wir jedoch mehr oder weniger bei allen Kinderkrankheiten, die mit Komplikationen verbunden sind.

Aconit *(Acon.)*
ist ein wichtiges Mittel für das Anfangsstadium und kann den Verlauf sehr verkürzen. Es heilt in der Regel nicht aus, und ein Folgemittel wird häufig notwendig sein. Bei Aconit steigt die Temperatur schnell an, ohne daß es zu einem Schweißausbruch kommt. Der Puls ist schnell und kräftig. Es besteht großer Durst auf Kaltes. Der Kranke ist unruhig und leidet sehr.

Belladonna *(Bell.)*
hat meist eine rechtsseitige, ziemlich umfangreiche Schwellung der Parotis. Die stechenden, schießenden Schmerzen kommen anfallsweise. Hier finden wir auch einen Wundheitsschmerz im Hals zusammen mit Schluckbeschwerden. Das Gesicht ist rot, die Augen sind blutunterlaufen, und klopfende Kopfschmerzen treten auf.

Pulsatilla *(Puls.)*
ist ein sehr wichtiges Mittel bei Mumps, besonders für die Hodenkomplikationen. Die Schwellung ist meist beidseitig. Wichtig ist die geistige Natur des kleinen Patienten. Entweder ist er von vornherein mild und weinerlich, oder er wird es erst durch die Krankheit. Magenbeteiligung ist die Regel bei Pulsatilla: Entweder besteht totale Durstlosigkeit oder Durst auf Kaltes in sehr kleinen Mengen.

Pilocarpin *(Pil.)*
ist gekennzeichnet durch starken Speichelfluß und heftige Schmerzen. Es ist besonders hilfreich bei Erwachsenen.

Röteln

Rubeola, Rubella, German measeles

Die Röteln gehören zu den leicht verlaufenden viralen Kinderkrankheiten mit punktförmigem Hautausschlag und Lymphdrüsenschwellung. Sie können bei Schwangeren bis Ende des 4. Monats die Rötelnembryopathie auslösen.

Geschichtliches

Die Röteln wurden erst 1786 und damit als letzte der klassischen Kinderkrankheiten beschrieben. Man hielt sie davor für eine besondere Form der Masern, daher rührt auch der englische Name.

Geschützter Personenkreis

- Röteln hinterlassen eine lebenslange Immunität.
  Ca. 94 % der gebärfähigen Frauen haben die Krankheit durchgemacht
  und die Hälfte von ihnen ohne irgendwelche Krankheitszeichen.
- Der beste Schutz vor der Rötelnembryopathie besteht darin, Mädchen in Kontakt mit an Röteln erkrankten Kindern zu bringen.

Gefährdeter Personenkreis

- Rötelnembryopathie bei Schwangeren im 1.-4. Schwangerschaftsmonat (Mißbildung des Kindes).
- Frauen im gebärfähigen Alter, die als Kind gegen Röteln geimpft wurden und sich dadurch in scheinbarer Sicherheit wiegen.
  Der Impfschutz hält aber nicht lange an. 25 % der Geimpften weisen nach 5 Jahren keinen Schutz gegen Röteln mehr auf. Schon nach Jahren wird die Auffrischimpfung für alle geimpften Mädchen empfohlen.
- Die Röteln betreffen vor allem Kinder im Kindergarten- und Schulkindalter.

Wann sind die Röteln ansteckend?

Die Ansteckungsfähigkeit beginnt bereits 2-7 Tage vor Ausbruch des Ausschlags, wodurch die Krankheit so trügerisch für Schwangere wird, und dauert bis zu seinem Ende. Bei etwa 50 % der Infizierten kommt es zur Antikörperbildung, ohne daß die Krankheit durchgemacht wurde. Die *Inkubationszeit* beträgt 1-3 Wochen, meistens 10 Tage.

Krankheitsverlauf

Die Röteln beginnen plötzlich mit leichten Kopfschmerzen, manchmal Schüttelfrost und etwas Hals- und Gliederschmerzen. Diese Vorzeichen können aber auch ganz entfallen. Innerhalb von 24-36 Stunden zeigt sich der Hautausschlag zuerst am Gesicht, von wo er sich explosionsartig innerhalb weniger Stunden über den ganzen Körper ausbreitet. Die einzelnen roten, leicht erhabenen Paspeln sind kleiner als bei Masern und laufen nicht so zusammen. Die Farbe ist dunkler als bei Masern, jedoch heller als bei Scharlach.

Der Ausschlag dauert in der Regel 4-6 Tage. Bei seiner höchsten Blüte fällt das Fieber, falls es überhaupt vorhanden war. Bei leichteren Fällen tritt er kaum oder gar nicht in Erscheinung. Die Haut schuppt sich später kleieartig ab. Weitere charakteristische Symptome sind Lymphdrüsenschwellungen am Nacken und hinter den Ohren und Mandelentzündung, wobei der Rachen fast so rot wie bei Scharlach sein kann. Sobald der Ausschlag verschwindet, hören auch die Halsschmerzen auf. Die Lymphdrüsenschwellungen halten aber oft noch einige Tage danach an. Die Krankheit verläuft heutzutage manchmal so leicht, daß die Kinder - wie auch bei den Windpocken - gar nicht das Bett hüten müssen.

Komplikationen

Gehirnentzündungen sind bei Röteln selten, können aber sehr schwer verlaufen. Gelegentlich kommt es zur Lungenentzündung. Bei über der Hälfte der Erkrankten über 30 Jahre treten Gelenkbeschwerden auf, bei Kindern unter 10 Jahren kommt dies selten vor.

Behandlung

Rubeolinum *(Rub.)*

Bei einem sehr leichten Rötelnverlauf geben wir auf dem Höhepunkt der Krankheit, um den miasmatischen Hintergrund zu bereinigen, 1 x täglich eine Gabe Rubeolinum (Rötelnnosode) C/D 200, bis das Kind wieder gesund ist. Bei ausgeprägten Symptomen werden die angezeigten Mittel gegeben, und die Nosode Rubeolinum wird zum Abschluß 1 x täglich je nach Schwere der Krankheit noch für 3 - 7 Tage gegeben. Die am häufigsten verwendeten Mittel sind Aconit und Belladonna.

Aconit *(Acon.)*
wird gegeben, wenn das Fieber sehr schnell hochsteigt, Kopfschmerzen, großer Durst und Unruhe vorhanden sind. Die anfänglichen Halsschmerzen können manchmal auch von Aconit beseitigt werden.

Belladonna *(Bell.)*
ist bei starken Hals- und Kopfschmerzen mit Blutdrang zum Kopf angezeigt. Der Rachen ist dunkelrot, das Blut klopft in den Schläfen und Halsschlagadern, das Gesicht ist gerötet. Hier kommt der Ausschlag langsam zum Vorschein.

Ferrum phosphoricum *(Ferr.)*
ist angezeigt, wenn das Fieber nicht so schnell und nicht so hoch steigt. Die restlichen Symptome ähneln aber sehr Aconit.

Dulcamara *(Dulc.)*
kommt seltener zum Einsatz. Es ist wichtig bei Rücken- und Gliederschmerzen, besonders wenn ein akuter Stockschnupfen vorhanden ist. Sobald er anfängt zu fließen, tritt eine große Linderung der Schmerzen ein.

Cantharis *(Canth.)*
hilft bei dem starken Juckreiz, der in der Abschuppungsphase häufig auftritt, sowie bei der dadurch gleichzeitig entstehenden nervösen Reizbarkeit.

Apis *(Apis)*
kommt selten in Frage. Hier finden wir den Hals dunkelrot, aufgedunsen und glasig geschwollen, häufig mit stechenden Schmerzen, die zum Ohr und den Speicheldrüsen ausstrahlen. Eine allgemeine Hitzeunverträglichkeit und Durstlosigkeit vervollständigen das Bild.

Scharlach

Scarlatina

Scharlach ist eine durch A-Streptokokken hervorgerufene Infektionskrankheit mit Mandelentzündung und einem Hautausschlag, der sich später abschuppt.

Geschichtliches

In den letzten 50 Jahren ist der Scharlach seltener geworden und verläuft viel leichter als früher. Scharlach ist bisher die einzige infektiöse Kinderkrankheit, gegen die wegen der großen Nebenwirkungen nicht mehr geimpft wird. Damit ist der Scharlach ein klassisches Beispiel dafür, daß eine Infektionskrankheit durch die Verbesserung der Lebensverhältnisse von allein an Gefährlichkeit abnehmen kann, ohne daß man sie durch Impfung bekämpft.

Bei allen Infektionskrankheiten, außer den Pocken, wurde immer erst dann mit dem Impfen angefangen, wenn die Krankheiten begannen, seltener und leichter zu verlaufen: So erweckte es den Anschein, als wäre der Rückgang der Infektionskrankheiten den Impfungen zu verdanken (Quelle: Dr. Buchwald). Die Abnahme der Infektionskrankheiten ist also nicht in äußeren Gründen zu suchen, sondern liegt in der stabileren gesundheitlichen Verfassung der Kinder begründet.

Geschützter Personenkreis

- Gestillte Kinder
- Kinder bis mindestens zum 1. Lebensjahr, deren Mütter Scharlach durchgemacht haben
- Großeltern sind meist immun.
- Alle Personen, die Scharlach ohne unterdrückende Behandlung durchgemacht haben.
- Eltern, die immun gegen Scharlach sind und ihr krankes Kind pflegen, können zwar eine Streptokokken-Mandelentzündung bekommen, jedoch keinen Scharlachausschlag.
- Scharlach ist heutzutage keine sehr ansteckende Krankheit mehr. Es kommt häufig vor, daß nur ein Mitglied der Familie erkrankt.

- Kinder, die lange genug homöopathisch behandelt worden sind, erkranken entweder gar nicht an Scharlach oder nur sehr leicht.
- Erwachsene ab dem 30. Lebensjahr sind meistens immun.

Gefährdeter Personenkreis
- Kinder vom 5.-15. Lebensjahr
- Kinder mit chronisch entzündeten Mandeln
- Scharlachkranke, die mit Penicillin behandelt wurden.
- Im Winter ist die Ansteckungsgefahr größer.
- Eltern von scharlachkranken Kindern, die keine Immunität gegen Streptokokken vom Typ A haben.
- Bei einem gut funktionierenden Immunsystem kommt es bei Eltern nur zu einer Mandelentzündung ohne Ausschlag.
- Menschen mit einem geschwächten Immunsystem und Hautverletzungen, auch Brandwunden, können in seltenen FällenWundscharlach bekommen, ohne daß es zur Mandelentzündung kommt.
- Kinder mit schlechten Mandeln werden eher zur toxischen Verlaufsform neigen.
- Diese „Drüsenkinder“ erkranken in der Regel an allen ansteckenden Krankheiten schwerer.

Die Aufgabe der Mandeln

Die Mandeln sind Schutzorgane, die toxische Stoffe wie Bakterien neutralisieren. Die Entfernung der Mandeln ist daher keine Lösung, um die Vereiterungen zu verhindern. Die Anlage dazu äußert sich zwar in den Tonsillen, aber sie ist in der Grundstruktur, der seelisch-geistigen Konstellation des Kindes vorhanden. Früher oder später wird es Folgen geben, wenn die Ursache nicht behandelt wird. Jedes Organ hat nämlich in den Energiekörpern eine Entsprechung und dient dazu, uns die Energien der feineren Körper und der Seele mitzuteilen und auszudrükken. Die Mandeln fungieren als Filter, um das noch unschuldige Kind vor seinen negativen Energien zu schützen.

Mit dem Beginn der Pubertät ist der Mensch so weit, daß er über sein Denkvermögen seine negativen Energien (Schwächen in der Struktur) umwandeln kann. Hier sehen wir, wie die konstitutionelle homöopathische Behandlung heilend wirkt. Sie behebt die Schwächen in der Grundstruktur, so daß die kranken Mandeln wieder in gesundes Gewebe umgewandelt werden können.

Wann ist Scharlach ansteckend?
Die Ansteckungsfähigkeit ist weitgehend auf das akute Krankheitsstadium begrenzt. Aber auch die feine Abschuppung, die sich im letzten Stadium der Erkrankung bildet, konnte früher noch lange ansteckend sein. Das Krankenzimmer sollte also nach Scharlach einer gründlichen Frühjahrsreinigung unterzogen werden. Vorsicht auch bei Nahrungsmitteln im Krankenzimmer! Scharlach kann auch durch infizierte Lebensmittel wie Milch oder Eis übertragen werden. Meist geschieht die Erkrankung aber durch direkten Kontakt (Tröpfcheninfektion).
Im Rachen lassen sich beta-hämolysierende Streptokokken nachweisen. Vielfach wird auf Grund von Streptokokken im Rachenabstrich sofort Penicillin verordnet, ohne daß irgendwelche Krankheitserscheinungen vorhanden sind. Dieser Test sagt aber gar nichts darüber aus, ob Scharlach im Anmarsch ist oder eine ganz normale Mandelentzündung. Manche Menschen tragen wochenlang Bakterien, ohne daß eine Krankheit überhaupt zum Ausbruch kommen muß. Es kann sogar ein Ausdruck einer sehr guten Abwehrlage sein, z.B. bei Familienangehörigen von Scharlachkranken. Gerade derjenige, der heute keine Streptokokken aufweist, kann sie morgen bekommen, und der Scharlach kann sich aufgrund eines schlechten Allgemeinzustandes entwickeln. Es ist also sinnlos, diesen Test bei Familienmitgliedern von Scharlachkranken durchzuführen, im Gegenteil, er schürt die Angst, und die macht letztendlich krank. Außerdem werden gesunde Menschen unnötigerweise mit Penicillin belastet, welches ihre Konstitution schwächt.
Die Bereitschaft, an Scharlach zu erkranken, ist heute relativ gering. Sie hängt stark vom Immunsystem des Menschen ab. Wir konnten vielfach beobachten, daß sich ungeimpfte Kinder mit einem guten Immunsystem bei Kontakt mit scharlachkranken Kindern meist gar nicht ansteckten oder nur sehr leicht erkrankten.

Fallbeispiel:
Eine Frau mit einem durch Impfungen stark geschwächten Immunsystem (2 Polioimpfungen in der Embryonalphase und 11 Polioimpfungen von der Kindheit bis zum Erwachsenenalter) steckte sich dagegen mit einer scharlachartigen Angina bei Erwachsenen an, die Antibiotika prophylaktisch gegen Scharlach genommen hatten und selber nicht erkrankten. In diesem Fall wurden sie durch die Antibiotika zu Krankheitsüberträgern.

Die *Inkubationszeit* beträgt in der Regel 3-5 Tage, möglich sind 1-10 Tage.

Die Krankheit dauerte früher mit der Abschuppung 3-6 Wochen, mit homöopathischer Behandlung dauert sie heute etwa eine Woche.

Der Krankheitsverlauf
Der Scharlach verläuft heutzutage durch die vielen Antibiotikaeinsätze untypisch leicht und beginnt nicht mehr so hochakut. Die Stärke der Krankheit ist jedoch in erster Linie von der Konstitution des Kindes abhängig. Je mehr ein Kind konstitutionell belastet ist, um so heftiger wird der Verlauf sein. Vor Ausbruch der Krankheit ist das Kind quengelig, apathisch, müde. Es fühlt sich nicht wohl in seiner Haut und mag nicht spielen. Wenn Scharlachfälle in der Umgebung auftauchen, reichen diese Zeichen dem Erfahrenen, um an Scharlach zu denken.
In den Fällen, wo sich die Krankheit zögernd entwickelt, folgen bald auf die Prodromalsymptome Halsbeschwerden. Es tut dem Kind weh beim Schlucken, seine Stimme wird rauh und undeutlich. Vielleicht sieht man auch nur eine Schwellung unter dem Kieferwinkel, und die Halssymptome erfährt man erst durch Nachfragen.

Der klassische, heute seltene Scharlach verläuft meist plötzlich. Schüttelfrost, Übelkeit und häufiges plötzliches Erbrechen können dem Scharlach vorausgehen oder ihn begleiten. Auch Kopfschmerzen findet man fast immer. Am 2. Tag erreicht die Temperatur mit 40° C und höher ihren Höhepunkt, um dann über mehrere Tage *stufenweise abzufallen*. Der Puls zu Beginn des Scharlachs ist viel schneller als bei irgendeiner anderen Krankheit (120-140 oder sogar 160 Pulsschläge pro Minute).

Die Mandeln sind stark geschwollen, gerötet und oft stippchenförmig oder schmierig-gelblich belegt. Der Rachen und der weiche Gaumen sind fleckig oder flächenhaft auffallend dunkel gerötet (Exanthem).

Ganz am Anfang der Erkrankung ist die Zunge weiß belegt. Um den 3. Tag herum, wenn der Ausschlag am Körper wieder verblaßt, löst sich der Belag ab, und die Zunge wird hochrot. Aufgrund der entzündlichen geschwollenen Papillen wird die Zunge nun *„Himbeerzunge"* genannt. Bei Scharlach treffen wir aber eher die „Erdbeerzunge" an, bei der die starke Rötung vorhanden ist und die Papillen eher spitz sind. Die Himbeerzunge kommt dagegen auch bei vielen anderen Krankheiten vor. Die Papillen können sehr wund sein, besonders an der Spitze.

Am 2. Tag beginnt der *Hautausschlag* (Exanthem) mit einer Rötung am Hals und unter den Schlüsselbeinen. Er breitet sich über den Oberkörper und die Arme aus und erstreckt sich in den nächsten 24 Stunden auf den Unterkörper und die Beine, während er oben schon wieder verblaßt. Am stärksten zeigt sich der Ausschlag in den Hautfalten. Insgesamt dauert er nur etwa 2-3 Tage. Der Scharlachausschlag fühlt sich wie feines Sandpapier an. Er besteht aus dicht beieinander stehenden Einzelfleckchen von höchstens Stecknadelkopfgröße, die später zu einer Gesamtfläche verlaufen.

Manchmal bilden sich kleine mit weißgelblicher Flüssigkeit gefüllte Bläschen, die „Scharlachfrieseln". Unter Druck mit dem Glasspatel verschwindet der rote Ausschlag, und die Haut wird gelb. Bei keiner anderen Infektionskrankheit mit Ausschlag ist dieses Zeichen zu finden. Schon im Gesicht kann man die Scharlacherkrankung erkennen. Das ganze Gesicht ist fieberhaft gerötet, dabei ist die Gegend um den Mund ausgespart und bleibt blaß - *„blasses Munddreieck"*.

Etwa am 8. Krankheitstag, manchmal auch schon früher, setzt die *Schuppung* ein, die bis zu 8 Wochen anhalten kann. Sie beginnt wie der Ausschlag am Hals und erstreckt sich über den ganzen Körper. Nach 2-3 Wochen wird sie besonders deutlich an den Händen und Füßen, wo die kranken Kinder sich gerne ganze Fetzen abziehen.

In schweren Krankheitsfällen tritt in der Klinik beim Zusammenlegen von verschiedenen Streptokokkeninfizierten am Beginn der 3. Woche manchmal ein neuer Schub auf, den man als *Zweiterkrankung* bezeichnet. Die Temperatur steigt wieder, die Hals- und Unterkieferwinkeldrüsen schwellen wieder an, und eine leichte Angina kann sich entwikkeln. Häufig kommt es zu einer Mittelohrentzündung; besonders gefürchtet sind Komplikationen an den Nieren und am Herzen in Form von Entzündungen. Heutzutage sind diese Zweiterkrankungen selten, da die Erkrankten wegen des leichten Verlaufs kaum mehr in Kliniken eingewiesen werden. Dort besteht die größte Gefahr, sich erneut anzustecken durch die therapieresistenten Bakterien.

Komplikationen

Keine andere Kinderkrankheit hat solche unangenehmen Folgen oder wird von so ernsthaften Komplikationen begleitet. Der Organismus wird oft sehr strapaziert und stellt die Kunst des Behandlers auf die Probe, deshalb müssen äußerste Sorgfalt und Aufmerksamkeit angewandt werden. Die hauptsächlichen Komplikationen betreffen folgende Organe bzw. Krankheitsfelder: Drüsen, besonders Speicheldrüse, Mittelohrentzündung, Nieren, Rheuma, Herz, Lungen - oder Rippenfellentzündung, Hepatitis, Durchfall oder Ruhr. Nachdem sich die sozialen hygienischen Lebensbedingungen nach dem letzten Krieg verbessert haben, ist ein deutlicher Rückgang des rheumatischen Fiebers und der Herzmuskelentzündung beobachtet worden, ganz ohne „Impfbekämpfung“.

Differentialdiagnose

In den ersten 8 Tagen läßt sich der Ausschlag unter dem Glasspatel deutlich wegdrücken. Dies ist bei Masern nicht möglich. Ferner sind typische Zeichen für Scharlach die Blässe um den Mund herum, die Angina und die Himbeerzunge.

Allgemeine Maßnahmen

Beim Scharlach ist es sehr wichtig, die Haut zu schützen. Dies geschieht am besten durch Einölen mit einem guten pflanzlichen, biologischen Öl oder einer Fettcreme. Durch die Bindung der Schuppen in der Genesungsphase wird auch die Ansteckungsgefahr vermindert. Ein scharlachkrankes Kind sollte möglichst nicht gebadet werden. Wenn es aus hygienischen Gründen absolut notwendig ist, dann nur in sehr warmem Wasser. Danach muß das Kind sofort warm eingehüllt werden. Kalte Bäder oder Packungen sind bei Scharlach und auch bei anderen Krankheiten absolut gefährlich. Sie drücken zwar kurzfristig die Temperatur herunter, aber es können sich danach auch Rheuma, Herzmuskel- und Nierenbeckenentzündungen einstellen, die dann nicht so leicht zu behandeln sind.

Das Krankenzimmer sollte gut gelüftet werden, ohne daß es zieht. Kerzen und Duftlampen sorgen zwar für eine schöne Atmosphäre, sollten jedoch nicht zu lange im Zimmer brennen, da sie zuviel Sauerstoff verbrauchen.

Ernährung

In leichten Fällen, ohne hohes Fieber und ohne Hautausschläge, wird das Kind ganz normal weiter essen wollen. Bei höherem Fieber jedoch und allgemeinem Krankheitsgefühl sollte die normale Ernährung ein- bzw. umgestellt werden, da sie den Stoffwechsel unnötig belastet und zu Komplikationen führen kann. In der Naturheilkunde wird Milch, besonders für kleine Kinder, empfohlen.
Je nach Bedürfnis kann man kalte oder warme Milch anbieten, die gegebenenfalls mit etwas Wasser verdünnt wird. Sie können auch stark verdünnte Sahne zum Trinken geben, je nach Wunsch warm oder kühl. Das Süßen der Milch oder Sahne mit Malz (Gersten- oder Reismalz) ist auch sehr förderlich für die Verdauung des kranken Kindes.

In Spanien gibt es den alten Brauch, das Zimmer eines scharlachkranken Menschen mit scharlachroten Tüchern auszuhängen. Dies soll dazu dienen, die Krankheit in ihrem Verlauf zu mildern und die Heilung zu beschleunigen. Wie wir sehen, kommt hier das homöopathische Ähnlichkeitsprinzip in der Anwendung der scharlachähnlichen Farbe zum Tragen. Es werden auch rote Fruchtsäfte für Scharlachkranke empfohlen, wohl aufgrund des Ähnlichkeitsprinzips, wobei die Himbeere an oberster Stelle steht. Wahrscheinlich hat sie eine besondere Bezie-

hung zur Scharlachhimbeerzunge. Es können auch frische oder eingefrorene Himbeeren gegeben werden, wenn das Kind sie ohne Schmerzen schlucken kann.
In der Kräuterheilkunde wurde das reichliche Trinken von verdünntem Himbeeressig als ein sehr heilsames Mittel gegen Scharlach betrachtet. Gegebenenfalls kann diese Getränk leicht mit Honig oder weißem Zukker gesüßt werden. Wenn Ihr krankes Kind weder Milch noch Fruchtsäfte mag, so können Sie ihm auch einen Tee aus Zinnkraut, Pfefferminzblättern und Süßholzwurzel zubereiten: 1 gehäufter Teelöffel auf 1 Liter Wasser, einmal aufwallen und 10 Minuten ziehen lassen, 3 x täglich eine Tasse warm trinken.

Homöopathische Behandlung

Ipecacuanha *(Ip.)*
ist das erste Mittel, welches dem kranken Kind gegeben werden kann, auch wenn noch keine klaren Scharlachsymptome vorhanden sind. Dieses Mittel kommt in Frage bei unklaren Bauchbeschwerden, wie Übelkeit und Erbrechen, welche gewöhnlich ganz plötzlich kommen und sehr kurz anhalten.

Belladonna *(Bell.)*
stellt die klassischen Symptome von Scharlach dar - roter Rachen und Mandeln zusammen mit dem roten Gesicht, klopfenden Halsschlagadern, blutunterlaufenen Augen und den schlimmen Schluckbeschwerden. Bei milden Fällen reicht oft Belladonna alleine aus, um den Scharlach auszuheilen. Der Rachen ist eher dunkelrot, der rote Hals trocken und zusammengezogen. Großer Durst, aber Schlucken fast unmöglich. Der Ausschlag sieht ganz glatt, rot und glänzend, später dunkler und marmoriert aus.

Aconit *(Acon.)*
paßt von seiner Natur zu einem hochakuten Zustand, der sehr schnell eintritt. Die Temperatur steigt rapid. Der Puls ist schnell und deutlich, große Hitze, hellrote Mandeln, heiße trockene Haut, großer Durst. Das

Kind ist unruhig, ängstlich und wirft sich qualvoll, stöhnend und wimmernd im Bett hin und her. Diese beiden Mittel sind nach den ersten 1-2 Tagen nicht mehr angezeigt, sie kommen nur bei sehr heftigem Scharlachverlauf in Frage. Folgemittel sind meist notwendig, außer bei leichten Fällen: (Sulfur, Bryonia, Gelsemium, Veratrum viride u. a.

Bryonia *(Bry.)*
ist kein Mittel für das Anfangsstadium. Es zeigt sich frühestens nach 2-3 Tagen deutlich. Diese langsame Entwicklung ist so charakteristisch, vor allem der Ausschlag entwickelt sich sehr spät und zögernd. Dabei besteht starker klopfender Kopfschmerz, der sich durch Husten bzw. jegliche Bewegung verschlimmert, sowie Übelkeit durch Bewegung. Ein wichtiges Mittel, wenn nach Aconit und Belladonna ein Rückfall durch unvernünftiges Eßverhalten ausgelöst wurde oder wenn der Ausschlag nicht richtig rauskommt. Wenn dies aber im Zusammenhang mit hohem Fieber auftritt, dann sind oft Aconit und Belladonna angezeigt.

Gelsemium *(Gels.)*
ist schwerfällig dumpf. Das kranke Kind ist ruhig, lustlos, sein Gesicht geschwollen und aufgedunsen. Die Entkräftung zeigt sich ziemlich ausgeprägt. Oberflächlich gesehen könnte man es mit dem Ruhebedürfnis von Bryonia verwechseln. Aber die langsame Entwicklung von Bryonia sowie der große Durst fehlen. Der Kindergesichtsausdruck des Gelsemium-Kindes wirkt bei Beginn der Krankheit dümmlich oder dumpf. Der Puls ist klopfend, aber abdrückbar. Die Haut ist warm, aber nicht so heiß wie bei Aconit. Gelsemium ist passiv, mit passivem Blutandrang. Ein dumpfes Scharlachkind, das scheinbar Aconit oder Belladonna ist, könnte auch Gelsemium sein.

Veratrum viride *(Verat-v.)*
entwickelt sich zwar schnell, hat aber nicht die hochakuten Symptome von Aconit. Der Puls ist nicht so deutlich wie bei Aconit, daher abdrückbar, aber voll und fließend. Die Haut ist eher feucht und kann recht marmoriert aussehen. Veratrum viride hat nicht die starken Halssymptome wie Belladonna, aber ausgeprägte Gehirnsymptome sowie ein ständiges Rucken und Nicken des Kopfes. Die Unruhe von Aconit ist nicht vorhanden.

Mercurius solubilis *(Merc.)*
Mercurius ist angezeigt bei folgender charakteristischer Halssymptomatik mit Drüsenbeteiligung: Die Halsschmerzen sind mit starkem Wundheitsgefühl bis zur Geschwürbildung verbunden. Aus dem Mund strömt ein sehr fauliger, süßlicher Geruch. Die Zunge kann geschwollen, feucht und blau sein mit Zahneindrücken.

Apis *(Apis)*
ist gekennzeichnet durch schnelle und generalisierte Aufgedunsenheit und Schwellung des Halses. Der Schmerz ist scharf, brennend oder blitzartig einschießend, stechend. Das Gesicht ist auch aufgedunsen und meist blau. Harn- und Nierensymptome stellen sich früh ein. Durstlosigkeit, Verschlimmerung durch Hitze und Schlaf runden das Bild ab. Das Apis-Kind läßt seinen Hals nicht untersuchen, so schmerzhaft und empfindlich ist er. Unwillkürlicher Harnabgang, schmerzhafter Harndrang und immer wieder kleine Mengen Wasserlassen gehören zu den typischen Apis-Harnsymptomen. Bei der Hirnsymptomatik stehen das plötzliche Aufschreien durch Hirndruck und das Rollen des Kopfes an erster Stelle.

Rhus toxicodendron *(Rhus-t.)*
Hier entwickelt sich der Ausschlag langsam wie bei Bryonia oder nach Zurückdrängen des Ausschlags durch Nässe. Rhus-t. hat hohes Fieber, Müdigkeit, Halsgeschwüre, glänzende Zunge, Unruhe und allgemeine Schmerzen.

Arsenicum album *(Ars.)*
ist ein wichtiges Mittel bei Kindern, die sehr schwach und kraftlos wirken. Die Kinder sind voller Angst und Unruhe, und es geht ihnen von Tag zu Tag schlechter. Die Verschlechterungszeit ist am Nachmittag und kurz nach Mitternacht. Dann sind sie sehr unruhig, wachen auf und weinen. Der Puls ist schwach und fadenförmig, die Hände sind kalt und klamm, der Atem riecht eitrig, die Zunge, Lippen und Zähne sind mit Schleim bedeckt. Es paßt für sehr schwere Scharlachfälle und kommt heute kaum noch in Frage. Es deckt auch die Nierenkomplikationen beim Scharlach ab: Nierenentzündungen, wenig oder unterdrückter Urin,

Brennen beim Wasserlassen, Wassereinlagerungen im Gesicht, in den Füßen und im Bauch, Eiweiß im Urin.

Die Genesung

Bei der Genesung ist auf größte Sorgfalt zu achten, da es in der 3. Woche zu der bereits beschriebenen Zweiterkrankung von Scharlach kommen kann, die vor allem bei schwereren Krankheitsverläufen sehr gefürchtet ist. Die größten Feinde in dieser Zeit sind Kälte und Feuchtigkeit. Es sollte längere Zeit von Baden, Duschen und Haarewaschen Abstand genommen werden. Dagegen ist es wohltuend, den Körper mit angewärmtem Pflanzenöl vorsichtig einzureiben, anschließend mit einem möglichst warmen, feuchten Schwamm abzureiben. Dadurch kommt das Kind schneller wieder zu Kräften, und der Organismus wird über die Haut mit lebensnotwendigen Vitaminen und Nährstoffen versorgt.

Auf die Ernährung ist für viele Wochen noch sorgfältig zu achten. Süßigkeiten, Bonbons und reichliches Essen sollten gemieden werden.

Windpocken

Schaf-, Spitz-, Feuchtblattern, Varizellen

Windpocken sind eine sehr ansteckende, jedoch harmlose Viruserkrankung, die mit Bildung von Pöckchen auf der Haut einhergeht. Das Varicella- Zoster -Virus gehört zur Gruppe der Herpes Viren.

Geschichtliches

Die Windpocken treten sporadisch, nicht epidemisch auf. Als die Pocken noch existierten, traten die Windpocken fast immer endemisch im Zusammenhang mit den Pocken auf. Dies ist aber die einzige Beziehung zwischen den beiden Krankheiten.

Geschützter Personenkreis

- Nicht gestillte Säuglinge bis zum 6. Monat und Säuglinge, solange sie gestillt werden, die über die Plazenta mütterliche Antikörper erhalten haben, erkranken nicht.
- Eine Erkrankung gibt lebenslängliche Immunität.
  Etwa 95 % der Erwachsenen sind durch die Erkrankung immun.

Gefährdeter Personenkreis

- Kinder zwischen dem 3. und 10. Lebensjahr erkranken am häufigsten.
- In den ersten 21 Schwangerschaftswochen besteht für Embryos von Frauen, die die Windpocken nicht durchgemacht haben, Ansteckungsgefahr (angeborenes Varizellensyndrom). Bei einem Infekt kann es vier Tage vor und bis zu zwei Tagen nach der Geburt zu den sehr schwer verlaufenden nachgeburtlichen Windpocken kommen.
- Aufgrund der guten Immunlage der Bevölkerung gegen Windpocken kommt dies aber sehr selten vor.

Fallbeschreibung

Bei einem Kind, dessen Mutter kurz vor der Geburt mit an Windpocken erkrankten Personen in Kontakt kam, wurde eine Windpockenimpfung mit abgetöteten Windzellenviren durchgeführt. Das Kind erlitt einen Zusammenbruch des Immunsystems, bekam Meningitis, wurde körperlich und geistig schwer behindert und starb mit etwa 2 1/2 Jahren an der durch die Impfung erworbenen Immunschwäche.

Wann sind Windpocken ansteckend?

Windpocken können bereits zwei Tage vor Krankheitsbeginn hoch infektiös sein. Die Ansteckungsfähigkeit nimmt dann laufend ab und endet eine Woche nach dem letzten Ausbruch des Hautausschlages. Im Krustenstadium ist eine Ansteckung nicht mehr möglich.

Die *Inkubationszeit* beträgt meist 12-18 Tage, max. 28 Tage.

Die *Krankheit* dauert etwa eine Woche, mit dem Abfall der Krusten ist nach zwei Wochen alles überstanden.

Der Krankheitsverlauf

Bei Kindern ist ein Frühstadium selten, bei Erwachsenen eher möglich. Ein bis zwei Tage vor dem Hautausschlag beginnt es mit Kopfschmerzen, Magenbeschwerden, allgemeiner Unruhe und Abgeschlagenheit sowie leichtem Fieber. In sehr seltenen Fällen steigt das Fieber bis 40° C an. In der Regel zeigen sich die Bläschen sofort, und zwar an den Haarwurzeln und am Rumpf. Die Bläschen entwickeln sich innerhalb von wenigen Stunden zu voller Blüte. Ein charakteristisches Merkmal bei Windpocken ist der schubweise Verlauf des Ausschlags.
Die stecknadelkopf- bis erbsengroßen Pöckchen verteilen sich über den ganzen Körper, vor allem auf der Stirn und am Rumpf. An verschiedenen Stellen schießen gleichzeitig mehrere blaurote runde, leicht erhabene Flecken hervor, die sich in wenigen Stunden in Knötchen und Bläschen umwandeln. Die Bläschen haben oft eine zentrale Delle mit wasserklarem oder getrübtem Inhalt und sind von einem roten Hof umgeben. Nach etwa zwei Tagen trocknen die Bläschen ein und verschwinden, oder

es bildet sich eine gelbbraune Kruste, die nach ein bis drei Wochen abfällt. Der Juckreiz beim Abheilen ist erheblich, und durch Kratzen können dauerhafte Narben entstehen.
Bei den Windpocken finden sich alle Entwicklungsstadien des Hautausschlags nebeneinander, wie ein „Sternenhimmel". Das Fieber beginnt gleichzeitig mit dem Ausschlag und verläuft schubweise wie dieser. Immer häufiger treten die Windpocken heute ohne Fieber auf.

Komplikationen
Der Juckreiz kann so stark werden, daß sich durch Aufkratzen eine Sekundärinfektion entwickelt - Impetigo, Abszeß, Phlegmone, Erysipel usw. Der Juckreiz ist aber durch eine homöopathische Behandlung sehr schnell in den Griff zu bekommen.
Selten kommt es zu Pseudokrupp und noch seltener zu Enzephalitis oder Enzephalopathie. In der Genesung, einer Zeit der Abwehrschwäche, flackert manchmal die tuberkulinische Veranlagung auf, die aber durch die homöopathische Behandlung gut abgewendet werden kann.
Bei einem geschwächten Immunsystem kann es nach den Windpocken noch Jahre später zum Ausbruch einer Gürtelrose kommen.

Homöopathische Behandlung

Meist verlaufen die Windpocken so harmlos, daß sich eine Behandlung erübrigt. Folgende Mittel können bei Windpocken in Frage kommen:

Aconit *(Acon.)*
Dieses sonst so bewährte Fiebermittel kommt bei Windpocken wegen des vergleichsweise milden Verlaufs selten in Frage, nur bei plötzlichem hohem Fieber mit Angst und Unruhe.

Belladonna *(Bell.)*
Es hilft bei starken Kopfschmerzen, rotem Gesicht und roter heißer Haut. Müdigkeit gepaart mit Schlaflosigkeit ist vorhanden. Auch der Ausschlag entwickelt sich langsam. Die Haut kann eine blaurote Verfärbung annehmen und sehr gereizt sein.

Antimonium tartaricum *(Ant.-t.)*
Besonders wichtig, wenn der Ausschlag verspätet ist oder nicht nach außen kommt. In solchen Fällen kann die Lunge betroffen werden und sich eine Bronchitis mit Atemnot entwickeln. Das Kind ist sehr schläfrig, schlaff und schwitzt leicht. Eine leichte Übelkeit kann dazukommen. Die Bläschen sehen bläulich aus oder können auch eitrig werden.

Antimonium crudum *(Ant.-c.)*
Ein wichtiges Mittel für Husten, der in einem späteren Stadium entsteht. Das Kind ist schlecht gelaunt und mag nicht angesehen oder berührt werden.

Pulsatilla *(Puls.)*
Es ist hilfreich, wenn das Kind sehr weinerlich ist. Ihm ist übel, es mag nichts essen und trinken. Es möchte getragen werden, am liebsten an der frischen Luft. Der Juckreiz kann sehr quälend sein.

Calcium carbonicum und Silicea *(Sil.)*
Sollten die Halsdrüsen betroffen sein, kommt eines der beiden Mittel in Frage. Calcium folgt in der Regel gut Belladonna.
Silicea wirkt gut nach Pulsatilla.

Cantharis *(Canth.)*
Bei starken Juckreiz, der mit schmerzhaftem Brennen wie von Feuer verbunden ist. Berührung verschlimmert.

Dolichos *(Dol.)*
Bei quälendem Juckreiz, der durch die anderen Mittel nicht beeinflußt wurde oder als einziges Symptom auftrat, ist Dolichos ein hochgeschätztes Mittel.

Mercurius *(Merc.)*
ist wichtig, wenn eine Sekundärinfektion mit Vereiterung eintritt.

Rhus toxicodendron *(Rhus-t.)*
Der Ausschlag zeigt sich in großen Blasen und juckt sehr. Nachts ist das Kind sehr unruhig.

Sulfur *(Sulf.)*
beschleunigt den Heilungsprozeß. Offene Wunden heilen leichter zu. Dem Kind ist heiß, es mag keinen Kontakt mit Wasser.

Varicellinum *(Varic.)*
Bei Gefahr von Narbenbildung. Wenn Vernarbungsgefahr besteht, vor allem am Rücken und im Gesicht, insbesondere wenn schlechte Laune überwiegt und das Kind ein Neinkind geworden ist, sollte die Nosode über einen Zeitraum von 2-3 Wochen jeden 3. Tag 2 Tropfen in der C/D 200 gegeben werden.

Zur äußeren Unterstützung

Zur besseren Abheilung der Pöckchen kann Calendulasalbe eingesetzt werden.
Sind die Wunden sehr groß, dann sollte man der Salbe einige Tropfen Carbolicum acidum D 4 hinzufügen.

Nosoden bei Kinderkrankheiten

Die Nosoden spielen eine wichtige Rolle bei der Behandlung von Kinderkrankheiten. Man soll sich aber davor hüten, sie routinemäßig einzusetzen. Sie können dann großen Schaden anrichten und besonders für empfindliche Patienten gefährlich werden. In der Inkubationsphase und bei den Frühsymptomen können die Krankheiten durch die Krankheitsnosode zu einem schlimmen vorzeitigen Ausbruch gebracht werden. Grundsätzlich darf man eine Nosode nicht am Anfang einer akuten Krankheit, d.h. in der Entwicklungsphase, einsetzen.

Welches sind die wichtigsten Einsatzbereiche von Nosoden?

1. Wenn das Similimum die Krankheit nicht aufhalten kann, ist die Krankheitsnosode notwendig. Das Similimum hilft erst, dann kommt es zum Rückfall, und dann hat es keine Wirkung mehr. Jetzt kann die Nosode lebensrettend wirken. Am günstigsten ist eine Gabe von der Hochpotenz C 1000-10000, selten C 200.

2. Für Fälle, die von Anfang an die gefährliche Richtung einschlagen und die klassischen Symptome der Krankheit aufweisen, brauchen wir die Krankheitsnosode, besonders dann, wenn kein Mittel deutlich angezeigt ist. Hier können LM-Potenzen in wiederholten Gaben genommen werden.

3. Als letztes kommen sie in Frage bei der Genesung, besonders wenn geistige Unausgeglichenheit oder sogar Gehirnreizungen vorhanden sind; C- und LM-Potenzen sind möglich.

Hinweis:
Für die Diagnose und Behandlung weiterer Kinderkrankheiten verweisen wir auf unser Buch„Kranke Kinder mit Homöopathie behandeln“ (Droemer Knaur 1997). Eine Alternative zur Impfung finden Sie in unserem Homöopathischen Ratgeber „Homöopathische Prophylaxe“. Die Ausleitung und Behandlung der Impffolgen,besonders der Polio- und Tetanusimpfung (auch für geimpfte Eltern sehr interessant) sind im Homöopathischen Ratgeber Nr. 15 „Impffolgen und ihre Behandlung“ näher erläutert.

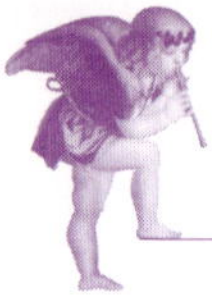

	Keuchhusten	Masern	Mumps
Erreger	Bacterium Bordetella pertussis	Masernviren	Mumpsviren
Übertragung	leicht, Tröpfcheninfektion über mehrere Meter	leicht, „fliegende" Tröpfcheninfektion	Tröpfchen- und Kontak infektion, nicht so anst
Altersgruppe	sogar gestillte Säuglinge, deren Mutter Keuchhusten hatte; 80% Vorschulalter	1 – 11 Jahre, gestillte Säuglinge nicht	besonders Schulkinder selten Erwachsene, gestillte Säuglinge nich
Inkubationszeit	1 – 2 Wochen	8 – 14 Tage	12–21 Tage
Ansteckungs-fähigkeit	die ersten 6 – 9 Wochen	im katarrh. Vorstadium sehr groß bis Beginn des Ausschlags	während der akuten Erkrankung
Immunität	läßt im Alter nach	meist lebenslänglich	meist lebenslänglich
Verlauf	1. katarrh. Stadium (10– 12 Tage) mit Husten, besonders nachts 2. konvulsives Stadium (3–6 Wochen) mit typischen Keuchhusten-anfällen mit vorgestreckte Zunge, Blauwerden, Würgen, Erbrechen 3. Abnahme: (3.–9. Woche); Husten läßt nach, nur noch Bronchitis, nicht mehr ansteckend	1. Frühstadium (3–5 Tage): Husten, Schnupfen, Angina mit langsam steigendem Fieber, typisch: verquollenes Aussehen; rote Augen; für 1–2 Tage weiße Flecken auf der Mundschleimhaut gegenüber Backenzähnen. Kurzfristiger Fieberabfall 2–3 Tage nach Beginn, anschließend Anstieg über 39°. 2. Ausschlag im Gesicht, hinter den Ohren, zieht nach unten, hellrote, leicht erhabene Flecken; fließen nach 1–2 Tagen zusammen. 3–4 Tage später:Auschlag weg, dann Abschuppung.	Fieber, Schwellung der Ohrspe drüse, meist einseitig; nach 1–3 Tagen wechs die Seite; dauert 5–8 T
Komplikationen	Lungenentzündung, Hirnschädigungen	„nach innen geschlagene Masern" mit Lungen-, Mittelohr-, Gehirnentzündung	selten, Entzündung von Hoden, Ovarien, Pankre Schilddrüse, Brust, Muttermund
Folge-krankheiten	Bronchiektasien, Tbc	Aktivierung der tuberk.Diathese	Steriliät, Taubheit, HWS-Abszeß
Differential-diagnose	bakteriologische Untersuchung des Rachenabstrichs	kein Ausschlag an Handteller und Fußsohlen im Gegensatz zu Scharlach. Zu Röteln: keine Lymphknotenschwellung, aber weiße Flecken im Mund, Fieber 6–8 Tage.	

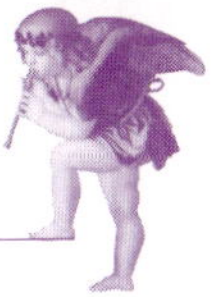

Röteln	**Scharlach**	**Windpocken**
Rötelnviren	Streptokokken	Varizellenviren
Tröpfcheninfektion, nicht so ansteckend	Tröpfcheninfektion, nicht so ansteckend	sehr leicht, „durch den Wind“
v.a. 3.–10. Lebensjahr, selten Erwachsene, gestillte Säuglinge nicht	5–15 Jahre, Erwachsene und Säuglinge fast nie	1 – 10 Jahre, gestillte Säuglinge nicht
8 – 21 Tage	1 – 10 Tage	12 – 18 Tage
2–4 Tage vor dem Ausschlag bis zum Abklingen	von Beginn bis Ende der Abschuppung	1 Tag vor und während des Ausschlags
lebenslänglich	lebenslänglich	lebenslänglich
mäßiges Fieber, leichter Schnupfen, nach 2 Tagen Ausschlag für 2–4 Tage, beginnt hinter den Ohren, dann Gesicht und der übrige Körpger Lymphknotenschwellung im oberen Nacken, Achselhöhlen, Leistenbeugen und Kieferwinkel Fieber und Lymphknotenschwellungen dauern 1–2 Wochen	1. Frühstadium: hohes Fieber, Kopf- und Gliederschmerzen, Schluckbeschwerden, Schüttelfrost, Erbrechen, scharlachroter Rachen, geschwollene, weiß belegte Zunge. 2. Ausschlag (2.–6. Tag) stecknadelkopfgroß, dichtstehend, erst Hals und Brust, dann übriger Körper, hochrot. Am 3. Tag Himbeerzunge, kleieartige Abschuppung in der 2.–3. Woche. Ausschlag verschwindet unter Druck eines Glasspatels.	Beginn: leichtes Fieber und Hautausschlag auf den Schleimhäuten, kleine rote Flecken, dann am ganzen Körper, auch auf der Kopfhaut, später Bläschen. Nach 3–4 Tagen Eintrocknen zu Krusten, starker Juckreiz.
kommen praktisch nicht vor. Röteln im 1.–3. Monat bei Schwangeren können Mißbildungen oder Absterben des Embryos auslösen	Mittelohr-, Nieren-, Hirnhaut-, Herzmuskel-, Herzinnenhautentzündung. Rückfälle: Penizillin unterdrückt Antikörperbildung	Eiterung durch Kratzen, Pseudokrupp
Mißbildung des Embryos	Schädigung der betroffenen offenen Organe	sehr selten Infektionen oder Gehirnkrankheiten
Lymphknotenschwellung, fehlt bei Masern	Ausschlag an Handtellern und Fußsohlen, fehlt bei Masern; Streptokokken im Rachenabstrich auch bei Angina	

LEHR- UND FORSCHUNGSINSTITUT FÜR HOMÖOPATHIE

Hörnleweg 36 82418 Murnau
Tel. 08841/44 55 Fax 4298

Der Ruf vieler Menschen nach einer Heilkunst, die wirklich befriedigende Resultate bringt, ist sehr laut geworden. Das Ähnlichkeitsgesetz wurde von der Natur geschaffen und von Hahnemann für die Menschheit in der Wissenschaft der Homöopathie verankert und anwendbar gemacht. Es erfüllt auf besondere Weise die Sehnsucht der Menschen nach einer Vereinigung zweier, nur scheinbar gegensätzlicher Bereiche unseres Daseins – Wissenschaft und Glauben. Wir wollen mit diesem Institut und dem angeschlossenen Publikationsorgan, dem Lage & Roy Verlag und Vertrieb, eine breitere Basis für die Homöopathie schaffen. Wir bilden neue Therapeuten aus und bieten bereits praktizierenden Therapeuten die Möglichkeit, ihre Kenntnisse zu vertiefen und in einen Erfahrungsaustausch zu treten. Auch der Dialog mit anderen Therapieformen spielt eine wichtige Rolle.

Der Lehrbereich des Instituts umfaßt Grundausbildung, Fachfortbildung sowie Hospitieren. Besonderer Wert wird auf die Miasmenlehre Hahnemanns gelegt. Wir forschen über spezifische homöopathische Vorgehensweisen bei schwierigen Krankheitszuständen, befassen uns mit Prüfungen und der klinischen Erprobung neuer Mittel, insbesondere der Impfnosoden.

Ein Kursteilnehmer, selber praktizierender Heilpraktiker, über die Ausbildung in den "Berliner Heilpraktiker Nachrichten" (4/92): "Die Sichtweise Ravi Roy empfand ich als sehr erleichternd, befreiend und wegweisend. Wegweisend insofern, als daß er uns aufforderte selbst zu Wissenschaftlern zu werden, offen zu sein, unvoreingenommen wahrzunehmen, den Mut zu haben auch gegen scheinbar herrschende Meinungen zu denken und zu leben. Erstmals hörte ich in einem Kurs eine plausible Erklärung der LM-Potenzen, warum und wie sie einzusetzen sind. Er legte sehr überzeugend dar, unterstützt durch Fälle aus der Praxis, warum und wie er mit LM-Potenzen besonders im chronischen Erkrankungsbereich arbeitet, wie die Reaktionen zu beurteilen und welche Regeln bei der Verordnung und Einnahme zu beachten sind. Noch nie habe ich eine derart plastische und dennoch von großer Erfahrung, Praxisnähe und Genauigkeit gespickte Darstellung eines Arzneimittelbildes erlebt. Ravi Roy setzt Akzente, die den Weg zu den Quellen weisen, ohne für das Neue verschlossen zu sein. Nach diesem Kurs hatte ich keinen Zweifel mehr, die Kunst der Homöopathie wirklich erlernen zu können."

Similia similibus curantur

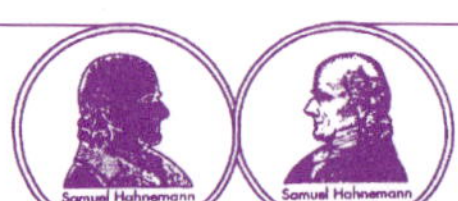

Ähnliches wird durch Ähnliches geheilt

Ravi Roy und Carola Lage-Roy

FORSCHUNGSSKRIPTEN

Supervisionsprotokolle über zwei Jahre

208 Seiten, Leinen gebunden mit Goldprägung

Unter der Leitung von Ravi Roy und Carola Lage-Roy fanden Supervisionen statt, wobei die Schüler ihre schwierigen Fälle vorstellten und grundlegende Fragen diskutiert wurden. Aus den Diskussionsrunden entstand eine Fülle von wertvollen Informationen, nach denen man oft lange sucht.
Mit diesem Band möchten wir einen Einblick in die Vorgehensweise der homöopathischen Behandlung mit LM-Potenzen und Hochpotenzen vermitteln, Unterschiede und Ähnlichkeiten der Mittel vergleichen und die Wesen der Mittel näher vorstellen.
Anhand dieser Fallbesprechungen können Sie sich mit der Theorie und Praxis der Homöopathie bestens vertraut machen.

Möchten Sie gerne wissen...

- ⇨ *Welche Potenzen sich bei Hautausschlägen bewährt haben? (Seite 174)*
- ⇨ *Wann Placebos eingesetzt werden können? (Seite 152)*
- ⇨ *Was eine positive Reaktion ist? (Seite 79)*
- ⇨ *Welche Menschen C-Potenzen besser als LM-Potenzen vertragen? (Seite 31)*
- ⇨ *Warum man bei Neurodermitis nicht Tuberculinum ohne weiteresals erstes Mittel einsetzt? (Seite 59)*

...dann sollten Sie gleich die Forschungsskripten bestellen!

DAS WUNDER DER UNSICHTBAREN KRAFT

von Dorothy Shepherd

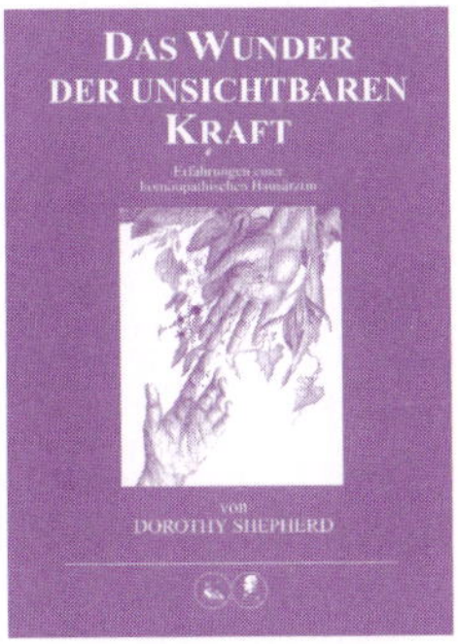

Aus Dankbarkeit für den großen Schatz von praktischen Anweisungen für die vielfältigen täglichen Probleme in der Praxis haben wir dieses wichtige Buch der englischen Homöopathin übersetzen lassen. Es ist in der homöopathischen Literatur beispiellos. Dorothy Shepherd gibt ihr Wissen auf eine Art und Weise weiter, die den Therapeuten ermutigt, selbst die schwierigsten Fälle mit Vertrauen anzugehen. Auch für Laien ist ihr Buch von unschätzbarem Wert. Durch die schlichte Darstellung der zahlreichen Fälle wird der Glaube in die Homöopathie gestärkt. Im Leser wird der große Wunsch erweckt, die Homöopathie selber auszuprobieren und zu erleben.

Die Themen stammen aus allen Bereichen der täglichen Praxis einer Hausärztin.
Aus dem Inhalt: Behandlung **entwicklungsbedingter Schwierigkeiten bei Kindern, Beschwerden der Wechseljahre, frauenspezifische Beschwerden**, Gun Powder als Mittel zur Sepsisprophylaxe, Pyrogenium, Lungenentzündung, chronische Bronchitis, **Erkältungskrankheiten**, akute Infektionskrankheiten, Epidemien, **Behandlung von Tieren.**

ISBN-3-929108-20-8 *260 Seiten* *DM 39,80*

Lage & Roy

A. und D. Pulford / Ravi Roy

Pneumonie

Lungenentzündung homöopathisch behandeln

1998, 192 Seiten, gebunden
Goldprägung und Schutzumschlag

In einer Zeit, in der die Menschen immer resistenter gegen Antibiotika werden, kommt der Behandlung der Lungenentzündung mit Homöopathie eine zukunftsweisende Bedeutung zu. Den Kern dieses Buches bildet eine Materia Medica, in der die wichtigsten Mittel bei Pneumonie von Drs. Pulford vorgestellt werden, die Ende des letzten Jahrhunderts gelebt haben. Ein übersichtlich angeordnetes Repertorium erleichtert vor allem im Notfall die Suche nach dem richtigen Heilmittel. Ergänzt wird das Buch durch eine Arzneimittellehre von den bekannten Homöopathen Farrington, Nash und Tyler.

- Dieser Aufsatz von Ravi Roy über den miasmatischen Hintergrund der Lungenentzündung ist für die Behandlung von großem Wert!
- Roy gibt Therapievorschläge, wie man die schädlichen Folgen von Antibiotika abmildern und die Gesundheit nach einer Antibiotikabehandlung mit Hilfe der richtigen Ernährung und spezieller homöopathischer Mittel wieder aufbauen kann.

Herbert A. Roberts

Repertorium der Empfindungssymptome

„Als-ob-Symptome" in der Homöopathie

1998, 400 Seiten, gebunden

Dieses Repertorium der Als-ob-Symptome ist einzigartig, weil der Großteil der Symptome in keinem Index, auch nicht in den erweiterten Repertorien auf der Basis von Kent, die zum Teil nur auf Englisch zu erhalten sind, zu finden ist.

Es kann immer wieder vorkommen, daß die normale Repertorisation das Similimum nicht herauskristallisiert. Besonders in solchen Fällen bietet dieses Spezialrepertorium einen Anhaltspunkt für ein ähnliches Mittel, welches im großen Repertorium fehlt oder in der Repertorisation nicht so deutlich erscheint. Das vorliegende Repertorium „Als-ob-Symptome" versucht, diese Lücken zu schließen. Es ist eine hervorragende Hilfe zum Finden des Similimums.

! Es ist das umfangreichste deutschsprachige Repertorium der Als-ob-Symptome.